ちくま新書

「脳」整理法

茂木健一郎
Mogi Ken-ichiro

557

「脳」整理法【目次】

章扉イラスト＝蓮沼昌宏

まえがき

脳に対する人間の関心は、どの時代にもそれなりに高いものでした。脳は人間の心を生み出す臓器です。その臓器がどのように働いているのか、よりよく使うにはどうすればよいか、興味を抱く人が多いのは当然のことでしょう。脳をめぐる関心は、人間に対する、そして自分自身に対する関心でもあります。

しかし、それにしても、近年の脳に対する関心の高まりには、著しいものがあります。背景には、右に述べたような時を超えた普遍的な理由とともに、時代に特有の事情があるように思われます。ここ一〇年のインターネットの飛躍的な普及に顕著なように、私たち人間を取り巻く情報環境が激変しているという事情です。

一九七二年、ローマクラブは、「成長の限界」というレポートを発表して反響を呼びました。天然資源の限界を超えて経済成長を遂げることはできないと指摘したのです。同じような成長の限界が、おびただしいデジタル情報に取り囲まれた人間にも訪れているのかもしれません。情報の洪水という公害のなかで、**私たちの脳は悲鳴をあげているのです。**

身体の調子がよいときには、人は身体のことなど気にもとめません。近年の脳に対する関心の高まりの背後には、私たちの脳が半ば無意識のうちに感じている時代のストレスがあるように思われます。スポーツをやっているとき、自分の身体の存在を意識するのは、うまく競技できている瞬間ではなく、どのように身体を動かしたらよいかわからない場面です。**現代人は、ひょっとしたら、自分の脳の働かせ方がわからなくなっているのかもしれません。**

ここで一度、脳はどのような存在なのか、私たちは脳をどのように使い、どのようにつき合っていけばよいのかを考え直してみる必要があるのではないでしょうか。

本書では、人間にとって脳とは何か、脳はどのように働いているのか、脳の活動が生み出す心をもった私たち人間は、この世界でどのように生きていくべきなのかを考察しました。つまり、現代をよりよく生きるための切実な課題について、「脳」とのつき合い方という観点から考える試みです。

＊

自分の脳とのつき合い方というと、学習法や、記憶力を鍛える方法、あるいは発想法、創造の方法論といったテーマを思い浮かべる人が多いかもしれません。もちろん、これらの視点が、現代人にとっての脳の使い方を考えるうえで重要な切り口であることは間違いありません。

しかし、**脳は本来、より広く、私たち人間が世界のあり方を理解し、認識し、その中でうまく生きていくための一般的な知恵を支えるものです。**人間の脳は、単発的な機能を果たすための臓器ではなく、より広く人間の知性一般、世界観一般を支える「魂の器」なのです。

私たち人間の心の中には、世界のさまざまなあり様が映し出されます。「私」の中に世界の消息が入り込んでくるからこそ、人間の体験は豊かになります。**私たちの脳は、世界との交渉の中で得たさまざまな体験を「整理」し、消化する臓器として進化してきたのです。**

体験は、むき出しの素材のまま私たちの脳の中に収納されるわけではありません。たくさんの体験が関連づけられ、整理されてこそ、はじめて生まれてくる知恵もあるのです。あとで述べるように、それこそが、人類がこの世界を生き延びるために育み、獲得してきた、エッセンシャルな脳の機能なのです。

*

もう少し具体的に説明しましょう。脳の働きというと、「記憶」が真っ先に想起されます。人間の脳の記憶は、体験したことをそのまま保存するためだけにあるのではありません。脳内の記憶は、日々の体験を受けながら、徐々に整理、編集されていきます。「記憶力」というと、体験したことをそのまま保存し、再生する能力を思い浮かべがちですが、本当の記憶力とは、記憶を編集し、整理することによって新しい意味を立ち上げる能力を指すのです。

むき出しの素材としての体験では足りず、「整理」されてはじめて立ち上がりうる「意味」は、私たちが世界の中で生きていくうえで大切な役割を果たしています。

たとえば、社会の中で、さまざまな個性をもった人たちと、いきいきと交渉していくことは、人間にとって最も大切な営みです。長年つき合った友人ほど、その人格をありありと思い浮かべることができるものでしょう。会って話したり、行動を共にしたりといった体験が記憶として積み重なるほど、自分の心の中で、その人のパーソナリティが鮮やかでくっきりとしたかたちをとっていくのです。

このようなかけがえのない友人のイメージは、その友人に関する体験が脳の中で整理されていくことによってはじめて生み出されます。私たちの中にある親友の印象は、単一のエピソードには帰着できない、複雑で豊かなニュアンスをもっているはずです。生涯の友は、「脳」整理を通してこそ生み出されるのです。

もう一つ例をあげてみます。体験が脳の中で整理されていくことによって意味が立ち上がり、磨き上げられていくのが私たちの「言葉」です。母国語を学ぶとき、辞書を引いたり、意味を他人に直接聞いたりするのは例外的なことでしょう。私たちは、日々接する言葉のエピソードを脳の中で整理することによって、最初はぼんやりと、そして、しだいにくっきりと、一つ一つの言葉の意味を脳の中で立ち上げていくのです。

＊

このように、**脳の中の整理を通して獲得されていく知は、最初は私たちの生にぴったりと寄り添った「生活知」として立ち現れます。**「生活知」とは、私たちがこの世界の中に個として投げ出され、生き延びていく際に獲得する一人称の知だということができます。たとえば、新生児がお腹を空かせて泣くのも、一つの生活知です。友だちが遊んでいるおもちゃを貸してもらいたいという自分の気持ちをうまく表現できるようになるのも、大人になって初対面の人と打ち解けられるのも生活知です。

生活知は、私たち一人ひとりの生に密に寄り添ったもので、生きていくうえで大切なものですが、そこにとどまっているだけでは見えてこないこの世界の実相もあることを、人類はしだいに学んできました。

たとえば、天体の運行がそうです。占星術といった、一人ひとりの生にあまりにも近すぎる知の体系では見えないことが、惑星や恒星の運動を冷静に観察していると見えてきます。天体観測のデータにもとづいて、コペルニクスの地動説が正しい、と主張したガリレオや、やはり詳細な観測により、惑星の軌道は楕円であるなどの法則を打ち立てたケプラー、さらにはそのような天体の運動を、万有引力の法則によって説明したニュートンらの仕事は、世界についての知識を、私たちの生とはとりあえず切り離す「世界知」を打ち立てることによってこそ成立したのです。

今日では、世界についての知の大きな部分を、私たちが一人称の生を生きるということからとりあえずは切り離された「世界知」が占めています。たとえば、コンピュータの中のトランジスタがどのように動作するかということは、私たちの一人ひとりの生き方とは直接は関係ありません。「半導体の中の電子の動きはこうなっている」という「世界知」があって、はじめてトランジスタという技術が成立するのです。

今日、科学を中心とする「世界知」は、私たちが生きていくうえで欠かせない役割を担っています。その一方で、第1章以下で述べるように、私たちの生のあり方からとりあえず切り離されるかたちで成立した「世界知」を、そのまま私たちがいかに生きるかという問題に適用することがさまざまな弊害をもたらすことも事実です。

「生活知」と「世界知」は、どちらも、私たちが自らの体験を脳の中で整理する過程で生まれたものですが、その両者の間の関係性を考えることが、現代人にとってとても大切な課題になっているのです。

「生活知」と「世界知」の関係を考えるうえで、たいへん重要な問題になってくるのが、私たちが生きていく中で避けることのできない不確実性です。とりわけ、完全に規則的でも、また完全にランダムでもなく、その中間の領域に属するような出来事について、私たちの脳がどのように知を整理し、自分の生き方に反映させていくか、どうやらそのあたりが本質的な問題になりそうなのです。

「世界知」を私たちの生から切り離された冷たい知として棚上げしてしまうのではなく、つねに私たちの生に寄り添った「生活知」の側に引き寄せていく必要があります。そのためにも、私たちの生が、不確実性に満ちていることの積極的な意味をしっかりと見つめることが大切なのです。

*

こうした本を書くことを決意したのも、まずは自分にとって自らの脳はどのような存在なのか、一度考え抜いてみないとこれからの後半生がうまく生きられないのではないかと思ったからです。

自分自身にとっても役に立つように、脳に関する考え方を整理してみました。

この、「脳」整理法が、読者の皆様にもお役に立つような、いまを賢明に、清々しく生き抜くための処方箋になれば幸いです。

第1章

脳は体験を整理し、知を創造する

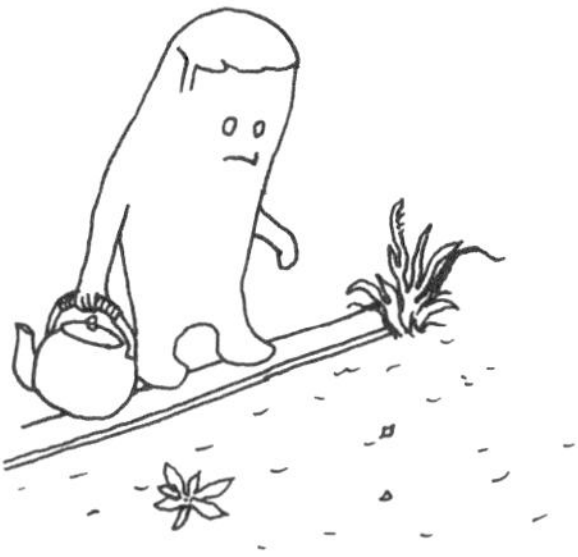

†整理術こそ現代の「読み書きそろばん」

現代ほど、自分や世界に関する知識や考え方を「整理」する必要性が高い時代はありません。

何よりも、人類がアクセスできる知識が膨大なものになりつつあります。インターネット上に存在する知識だけでも、一人の人間が一生かかっても吸収しきれないような天文学的な規模になっています。複雑怪奇な現代の世界について、ひと通りのことを知るだけでもたいへんです。ましてや、現代をセンスよく生きるために必要にして十分の教養を身につけることは、一部の達人を除いては、ほとんど不可能な状況であるといっても過言ではありません。

もっとも、事は、単なるデータ容量の問題であるはずがありません。そもそも、知識を「所有」することの意味は徐々に小さくなってきています。知識は、必要に応じて参照すればよいのです。情報そのものが欠乏していて、それを所有すること自体に意義があった時代は去り、むしろあふれる情報を自らのセンスに従って「整理」する必要性が高まってきました。情報の整理こそが、現代の「読み書きそろばん」であるといっても過言ではないのです。

世界についての知識を「整理」するといっても、人間はコンピュータではないのですから、単にデータをフォルダに入れるとか、分類して並べるとか、そのようなことに「整理」が尽きるわけではありません。ましてや、情報を単なる記号として扱う「整理」が、人間が生きる現場で役立つ方法論に結びつくわけでもありません。機械的な方法論にもとづく「整理」については、インターネット上の検索エンジンが示しているように、人間をはるかに凌駕する能力をコンピュータのネットワークが実現しつつあります。

　私たちがこれからの時代を生きていくうえでぜひとも考えなければならないのは、コンピュータ上のデータベースや、情報ネットワーク、検索エンジン、ハイパーリンクなどの存在は前提としたうえで、そのような情報メディア環境の中でよりよく生きていくための方法論としての「整理」です。**従来の「整理法」がともすればコンピュータにもできることをせこせこと手作業でやることに重点を置きがちだったのに対して、ここでは、人間にしかできないこと、人間という生命の躍動（エラン・ヴィタール）に結びついた、ダイナミックで能動的な情報の「整理」をこそ志向し、問題にしたいのです。**

　もともと、脳は、世界との交渉で得たさまざまな体験を整理し、蓄積することに長《た》けた臓器です。たとえば、自分自身の身体に関するイメージ（ボディ・イメージ）でさえ、「このような運動をすると、こういう感覚がフィードバックされてくる」という関係が成立することを、体験し整理し続けることで獲得されていくのです。この際の関係性は、「いつ、どこでもそうなる」というような決定的なものではなく、半ば偶然に、半ば必然に起こるという「**偶有性**《ぐうゆうせい》」(contingency) に満ちたものになります。

あとで詳しく説明するように、森羅万象とのかかわりの中で脳が直面するものごとの多くは偶有的です。「偶有性」に満ちた世界に対面して、実践的な知の整理を試みることこそが、人間の脳にとって大きな課題であったわけです。

†「脳」は整理する臓器

遺伝子によって、本能という「知」をある程度身につけて生まれてくるとはいえ、世界の成り立ちに関する知についていえば、脳は誕生時にはほぼ「タブラ・ラサ」(白紙の状態) にあります。その後、自分の身体をもって世界と相互作用することによって、脳はしだいに世界についての知を獲得、整理してゆくのです。

手にもっているものを放すと下に落ちる、夜になると暗くなる、水をお腹の上にこぼすと冷たい、床をなでるとすべすべとした感じがするが、カーペットをなでるとふわふわする。そのような**自分を取り巻く周囲の世界に関する事実を、脳はさまざまな体験を整理することで学んでいきます。その過程で、脳は、具体的なものから抽象的なものまで、生き**

るうえで役に立ついろいろな知恵をも獲得していくのです。

たとえば、「私」がこの世界に存在していることは、疑いようのないことに思えます。その疑いようのない「私」という概念も、生まれつき確固たるものとして脳の中に存在しているのではありません。それもまた、日々の体験の整理のプロセスの中で獲得されていくのです。

新生児は、自らの身体を動かして周囲と折衝しつつ、しだいにその体験を整理する中で、何かにぶつかれば痛みを感じ、おいしいものを食べると喜びを感じる存在としての「私」の概念を獲得していきます。さらに、周囲の人が、「私」がとった行動にもとづいて、「私」をほめたり、怒ったり、無視したりといったさまざまな行動をとることを経験し、それらを整理することによって、社会的存在としての「私」の概念も形成されていきます。「私」は、最初から抽象的な概念としての脳に備わっているのではなく、生まれ落ちて以来の母親や父親、その他身近な人たちとの具体的で、いきいきとした交渉のうちに、徐々に整理され、獲得されていくのです。

また、生き延びていくためにするべきこと、してはいけないことを整理していくのも、生物としてとても大切なことです。熱いものに触ったり、階段から落ちて痛い目にあったり、犬に吠えられたり。さまざまな体験を通して、何が自分の生存を脅《おびや》かすことで、何が助けになることかという知が、だんだんと脳の中で整理されていきます。

もちろん、落下しそうになると手でつかもうとする反応が起こるように、本能によって生まれつき身についた行動もあります。その一方で、私たちが住む地上の環境はきわめて複雑であり、体験を通して何が生存にとって有利で、何が不利なことなのか、一つ一つ整理することではじめて柔軟かつダイナミックに対応できる事態も多いのです。その意味で、体験を整理するということは、脳にとって最も大切な機能の一つだということができるでしょう。

†脳の潜在能力が問われる

とはいえ、人類は、この世に新しく生まれ落ちるたびにゼロから世界についての知を整理していくのではありません。「文化」というかたちで、先人が体験を整理し、まとめ上げた知の体系を受け継いでいくこともするのです。

ニュートンは、「私が遠くを見ることができたのは、巨人の肩に乗っていたからだ」という言葉を残しています。過去の人びとが残してくれた叡智《えいち》があればこそ、私たちはそこから出発することができます。その叡智も、最初から人類に与えられていたわけではなく、私たちの祖先がこの地上での自らの体験を整理し、新たな知を獲得することを続けてきたからこそ、「今、ここ」に存在するのです。

重要なのは、整理の対象となる体験には、本質的な意味で「ある程度は予想がつくが、最終的には何が起きるかわからない」という「偶有性」が含まれているということです。私たちの脳は、自らの偶有的な体験を整理することで、しだいに「巨人の肩」を高くしてきたのです。

とりわけ、一人ひとりの人間が体験する世界が過去の時代とは比較にならないほど大きくなり、世界中の人びとがインターネットをはじめとする情報ネットワークで結ばれる現代では、日々の体験の中の偶有性も、また、それを整理して新たな知を得る必要性も飛躍的に大きくなってきています。現代において創造性やコミュニケーションといった能力が高く評価されるようになったのも、このような時代背景と無縁ではありません。

偶有的な体験をいきいきと整理していく脳内のプロセスが、創造性やコミュニケーションといった独自の能力を支えています。本書のテーマである「脳」整理法とは、**情報があふれる時代に生きる私たちの心掛けるべきことであると同時に、脳の中で実際に進行している情報処理のメカニズムのことでもあるのです。**

インターネットをはじめとするメディアに情報があふれる現代は、まさに整理する臓器としての脳の潜在的力が問われる時代だということができるでしょう。そして、あふれかえる情報を整理し、自らの人生に生かす能力こそが、私たちに求められているのです。

†「世界の成り立ち」と「人生の意味」――世界知と生活知

本書では、脳のエッセンシャルな働きに目を配りつつ、私たちが生きていくうえで必要な認識の枠組み、実践的方法論について考察していくことにします。

まず、確認しておきたいのは、私たちの脳が世界と交渉する際に参照する「世界知」と「生活知」の間の関係です。

まえがきでも述べたように、「世界知」とは、私たち人間が住む世界は「このようになっている」という世界観にかかわる知です。一方、「生活知」とは、一人の人間として生きていく中で、いきいきと充実した人生を送るために必要な知恵のことです。近代においては、主に科学が、「世界はこうなっている」という「世界知」の骨組みを提供してきました。一方で、「人生はこのような意味がある」「このように生きるべきだ」という「生活知」は、私たちの日々の生活実感によって、あるいは哲学や思想、文学、道徳、人生訓などの知的探究によって支えられてきました。

今日の私たちの生活は、科学とそれによって支えられる技術なしでは成り立ちません。このため、少なくとも「世界知」においては科学が万能な地位を占めているようにも見えます。また、いかに生きるべきかという「生活知」においても、科学的知見の裏づけがますます重要になってきているようにも思われます。健康、医療、教育といった生活の現場において、科学的知見、科学的世界観が大切な役割を果たす局面が多くなってきているようです。

しかし、ここで重要なのは、**科学からただちに生活知における「正解」が導かれるわけではない**ということです。科学は、世界が「いかにあるか」を教えてくれますが、そこからただちに、われわれ人間が「いかにあるべきか」という命題が導かれるわけではないのです。科学を中心とする「世界知」と、個々の生に寄り添った「生活知」の間には潜在的な齟齬《そご》、緊張関係があります。科学が必ずしも生活知に直結しないというのは当たり前のことのようにも思えますが、その理由をきちんと論理的に説明しようとすると、案外難しいのです。

†一人ひとりの生き方に法則はない――統計的真理と生活知

科学は、決して万能ではありません。それでも、科学技術文明が、現代の人間生活の隅々までを満たすようになってきていることも事実です。そのような変化を背景に、「いかに生きるべきか」という生活知において、科学的裏づけを求める人びとの要求も高まってきています。昨今の脳科学ブームも、その一つの表れでしょう。

かつては、いかに生きるべきかについて考察することは、もっぱら道徳家や思想家、文学者の役割でした。それが、最近では科学者や技術者が「いかに生きるべきか」についての意見の表明を求められることが多くなってきました。とりわけ、脳科学は知性や感情、意識といった人間の本質にかかわる問題を扱っているだけに、「いかにあるべきか」という倫理の視点からも関心がもたれています。

しかし、「いかに生きるか」という一人称の生活知と、科学的な世界知とは必ずしも直結しません。その理由がどこにあるのか、**「世界知」と「生活知」の間の緊張関係の本質を把握することは、現代人がより上手に生きていくための「脳」整理法を考えるうえで、中核的な意義をもっている**といえるでしょう。

私は、科学という方法論の驚くべき有効性と、生活の現場におけるその限界について考えるうえでは、科学が依って立つ「統計的真理」というものの成り立ちについて検討するのが有効であると考えています。

天体の運行のような、少数のパラメータで記述できる現象については、科学はきわめて正確な予言をすることができます。次の日蝕がいつ起きるのか、ハレー彗星がいつ接近するのかを予言することができるのです。それに対して、少しでも複雑な事象を前にすると、科学は厳密に正確な予言をすることができなくなります。「蝶のはばたき効果」(「北京で蝶がはばたくことでニューヨークに嵐が起こる」という類いのたとえ話)といわれるように、ごくわずかな初期状態の差が、思わぬ大きな変化につながる「カオス」と呼ばれる現象が、その典型でしょう。結局、振り子や天体の運動といった例外的にシンプルな現象を除いて、科学が扱えるのは統計的な真理にすぎないのです。

平均寿命が何歳である、というのは統計的な事実であり、世界の成り立ちに関する知識です。しかし、統計的な事実において、七〇歳まで生きる確率が六〇パーセントだとわかったとしても、そのことと、自分がはたして七〇歳まで生きるかどうかという問題は直結しません。七〇歳になったとき、ある人は六〇パーセントの確率で生きているが、四〇パーセントは生きていないというのは保険会社にとっての真理ではあっても、一人ひとりの人間にとっては、生きている(一〇〇パーセント生きている)か死んでいる(一〇〇パーセント死んでいる)かのどちらかでしかありません。

脳科学に限らず、現代の科学は、基本的に統計的な真理を扱います。たくさんのサンプルを集めてきて、そこに成り立つ傾向、法則を明らかにしようとするのです。

統計学は、「確率」の概念にもとづいています。一七世紀のフランスの哲学者、パスカルは、あるとき、友人の貴族に相談をもちかけられました。コインを投げて、先に四回表が出たらAさんが、先に四回裏が出たらBさんがお金を全部もらうという賭けをしたのです。ところが、表が三回、裏が二回出た段階で、ゲームを中断せざるをえなくなりました。このような場合、いったい賭け金をどのように分配するのが公平なのか、とパスカルは聞かれたのです。この問題を考えることが、パスカルが「確率」の概念に到達するきっかけになりました。

一つ一つの現象、一人ひとりの生活を追っていくときには、そこには確実な法則は、必ずしもありません。コインの表が出るか、裏が出るかはわからないように、むしろ不確実性こそが、人生を特徴づけています。一人ひとりの生活をたくさん集めていったときに、そこにはじめて統計的な法則が現れます。だからこそ、保険会社の商売が成り立つわけです。科学はそのような意味においての「世界知」なのであり、それぞれに与えられた身体、頭脳を引き受けて生きていかざるをえない個々の人間の「生活知」とは、必ずしも直結しないのです。

統計的真理は「運命」ではない

「世界知」が、世界を三人称の立場から全体として見たときの統計的真理を扱うとすれば、「生活知」は、取り替えることのできない自分の人生を生きるための、一人称の真理を扱っているということもできるでしょう。

たとえば、「このような素質をもつ子供は問題行動を起こす可能性が高い」というような科学的なデータがあったとします。それは、統計的な真理ではあるかもしれません。しかし、そのような素質をもってたまたま生まれてしまった子供をもつ親は、自分の子供のあり方を引き受けて生きるしかありません。科学的な、統計的な真理がどうであろうと、それを気にはするし、参考にもするでしょうが、自分と子供が生きるうえでは知ったことではないはずです。問題行動を起こさない立派な人間になると信じて育てるしかない。問題行動を起こす可能性が七〇パーセントだというのがたとえ「科学的真実」だとしても、自分の子供に関しては、それはゼロパーセントと信じるしかない。サンプル数1（N＝1）の、取り替えのきかない人生を生きている以上、そうすることがむしろ倫理的なのです。

この例からもわかるように、「世界知」と「生活知」の間の緊張関係は、多くの場合、生きるうえでの不確実性に関して起こります。とりわけ、**完全に規則的ではないが、全くランダムでもない、偶有的な状況を生きるための知恵を考えるうえでは、科学的世界観にもとづく「世界知」と、一人称の個別の生に寄り添う「生活知」は一致しないことが多い**のです。そのようなときにこそ、生きる現場における「脳」整理法の真価が問われるのです。

一般に、統計的な真理を扱う科学という世界知から、一人の人間として生きるための生活知がただちに導かれるわけではありません。このことを押さえておくことは、とりわけ「いかに生きるべきか」という問題と直結すると考えられがちな脳科学の知見を参照する際に重要になります。脳科学のさまざまな啓蒙書がブームになっていますが、この点を押さえておかないと、かえって科学的知見にもとづく「生活知」を貧しいものにしてしまう可能性があるのです。

科学的知見が、統計的な処理による「傾向としての真理」でしかない以上、科学の知識を運命論のように受け入れてしまうことは正しくありません。たとえば、外国語学習に「臨界期」（ある行為を学習するために、発達上、適切とされる限られた時期）があるということを示すデータがあったとしても、現時点での科学的知見の水準からいえば、それは絶対例外のない法則ではありません。不幸にして臨界期を過ぎて外国語学習を始めた人が、「だから私はダメなんだ」と悲観する必要はないのです。

振り子の運動のような単純な対象を扱っているのではない限り、科学の知見は、さまざまな複雑な前提のもとでの、統計的なデータを示すにすぎません。「臨界期があろうがどうだろうが、知ったことか。私はこの外国語を何が何でも習得するんだ」という気迫のある人にとっては、統計的データにもとづく科学的知見は、参考にすべき一つの資料にすぎないのです。

場合によっては、統計的真理の上に立つ科学の「世界知」を無視して自らの生の個別性に寄り添うことこそが、すぐれた「生活知」である、というケースさえあるでしょう。

†「脳ブーム」を解剖する

ここで、近年の日本において著しい「脳ブーム」について考えてみましょう。

ドリルをやると、脳のここが活性化する。男の脳と女の脳は、ここが違う。脳を鍛えるには、こうトレーニングすればよい。巷《ちまた》には、さまざまな脳の指南本があふれています。テレビでも、脳についての情報やノウハウを扱う番組が増えています。

このように脳に対する関心が高まっている背景には、まえがきでも述べたように、近年の情報環境の劇的な変化があります。いったい、人間の知性とは何なのか、どのようにすれば、自分の潜在的な能力を生かすことができるのか。自分の脳に対する関心が高まっていること自体は、時代の要請でもあり、自然なことだといえるでしょう。

難しいのは、「最新の脳科学」の知見にもとづく方法論だとして喧伝されているさまざまなノウハウに対して、どのような態度をとるかです。脳の活動に伴う血流量の変化を視覚化した機能的磁気共鳴映像法（ｆＭＲＩ）などの画像を見ると、いかにも説得力があるように思われます。たとえば、このドリルをやると、前頭葉のここが活性化しているといわれれば、自分もそのようなことをやってみようと思うのが、当然の人情でしょう。

脳は、世界の中にあって、私たちの知性や心を生み出す臓器です。それだけに、それを研究対象とする「世界知」としての脳科学は、そのまま、いかに生きるべきかという「生活知」に直接役立つようにも思われます。昨今の「脳ブーム」は、そのような人びとの期待を反映したものでしょう。しかし、この点に脳科学の魅力も、そして危険性もあるのです。

脳のようなきわめて複雑な研究対象を前にして、科学は、基本的に統計的な真理しか扱うことができません。ドリルをやると前頭葉が活性化する、というようなデータも、多くの被験者にドリルをやらせて、その平均値として提示するしかありません。もちろん、それは、科学的には意味のあるデータですが、だからといって私たちがどう生きるかという「生活知」を直接与えてくれるものではないのです。

†一生に一度しか起こらない出来事の大切さ

私たちの人生は、統計的な平均をとってしまえば消えてしまうような、多様なニュアンスに満ちています。一生に一回しか起こらないような出来事が、個々の人生に決定的な痕《こん》跡《せき》を残すこともあります。学びの機会はいつどこで訪れるかわかりません。このような**人生の「一回性」の大切さは、統計的な真理を扱う科学的方法論では、いまのところとらえ切れていないのです**。

正解が決まっているドリルをくり返しやり、しだいに速くできるようになる。これは、確かに脳のある機能を鍛えるうえでは有効な方法です。私も、小学校のとき、算数の時間に計算を速くやるのが好きでした。計算ができた順に先生の机にノートをもっていくと採点してくれる、という授業がありました。何人かの友人と一位を争っていましたが、あのような緊張感は確かに楽しいし、脳も鍛えられていたように思います。私の前頭葉は、きっと活性化していたのでしょう。

その一方で、ふり返ってみると、人生を変えるような学びの機会は、思わぬときに一回性の出来事として訪れたように思います。きっかけは、身近な人の何気ないひと言だったかもしれないし、一冊の本、一本の映画、あるいはふと目にした風景だったかもしれません。そのような気づきの機会が、いつどのようなかたちで訪れるのかは、その人によって異なります。ドリルのように、万人に同じ問題を出せるという性質のものではないのです。また、二度くり返しても、脳に対して同じ効果があるとは限りません。

一回性の出来事は、半ば規則的で、半ば偶然であるという「偶有性」に満ちています。
「偶有性」こそが、私たちが一人称の生を生きる「生活知」、さらにはそこからミネルヴァのふくろうのごとく飛翔した「世界知」を生み出す「脳」整理法を駆動するエンジンです。「偶有性」は、正解の決まったドリルの中にはありません。それは、二度とくり返さない人生の一回性の中にこそあるのです。

生まれ落ちてすぐの人間にとっては、人生は一回性の体験の連続です。新生児がはじめておかあさんに抱かれたとき、ミルクを飲んだとき、太陽の光を浴びたとき、小鳥の声を聴いたとき、脳の中では、どれほど驚嘆すべき神経細胞の活動が起こっていることでしょう。思春期を迎え、はじめて異性とデートするのも、一回性の体験です。社会人になり、はじめて出社する日も、一回性の体験です。そのような**一回性の体験を大切に刻印し、整理していく脳の働きこそが、私たちの人生をつくっていくのです。**

一回性の出来事が脳のダイナミクスに与える影響を研究する方法としては、いわゆる「複雑系」のアプローチがあります。たとえば、先に述べた「カオス」と呼ばれる現象は、一九世紀末にフランスの数学者ポアンカレによって発見され、二〇世紀になってコンピュータによるシミュレーションで盛んに研究されるようになりました。「カオス」では、あるシステムの最初の状態がほんの少し変化するだけで、その後の軌跡が大きく異なってしまいます。このような「初期状態依存性」があると、統計的な平均をとってその性質を論じる、というアプローチでは本質をつかみ損なってしまいます。一つ一つの軌跡の一回性に寄り添って考えなければ、本質が見えてこないのです。

複雑系のアプローチによる脳の研究は端緒についたばかりで、「一回性」の本質が何なのか、まだ明らかにされているわけではありません。しかし、将来的には、統計的真理とは別に一回性の出来事の性質を扱う科学のアプローチが、重要になっていくものと考えられます。

†脳をどう使いこなすか

いかに自分の一人称の人生を生きるべきかという生活知は、この世界がどのように成り立っているかという世界知と無関係には成り立ちえません。無視することもできず、かといって全面的に寄りかかることもせず、世界知と生活知の間に本質的に存在する緊張関係を前提に、私たちは以下の議論を進めていかなくてはならないのです。

ときには相容れないこともある、しかしどこかで深く関係しているはずの世界知と生活知を結ぶノード（結節点）として自分の脳を生かすことが、いちばん正しいやり方だといえるでしょう。世界知を、宿命として無批判に受け入れてしまうのではなく、かといって無視するのではなく、いきいきと取り替えのきかない「一人称」の人生を生きることほど、難しく、またやりがいのあることはありません。

このことは、現代人の生き方における一大命題である、科学的知見とのつき合い方にも大いに関係する点です。

現代を生きるうえで、科学的知見を無視するのは愚かなことです。科学は冷たく非人間的なものだという誤解が時折見られますが、そんなことはありません。現代においては、むしろ、夢や愛情を大切に、人間らしく生きるためにこそ、科学的知見が必要とされているのです。

その一方で、二度とくり返すことのできない「一人称」の人生を引き受けて生きることを考えるとき、科学がいい加減だと切り捨ててしまいがちな、さまざまな思考ツールが役に立つ局面も実際多いのです。「統計的真理」の上に立つ、科学の厳密性、普遍性を参照しつつ、自らの個の文脈を引き受けるうえで、思想や宗教、文学などの成果も参照する。とりあえずは、そのようなハイブリッドのスタイルでやっていくしかないのでしょう。

さて、次の第2章では、「時間」という概念を切り口に、「世界知」と「生活知」の緊張関係をさらに掘り下げて整理します。そのうえで、第3章以下では、人生の不確実性に対処してうまく生き延びる脳の知恵について、考察していくことにしましょう。

第2章

生きて死ぬ人間の知恵

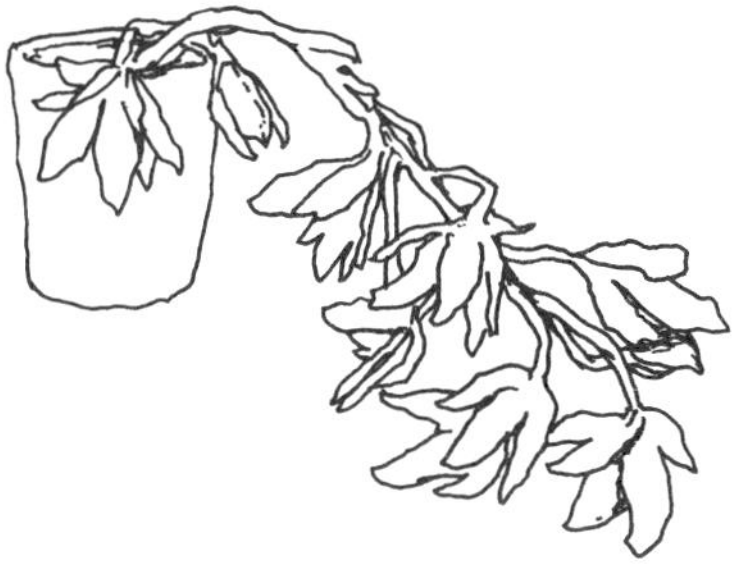

†「私」の時間は後戻りできない

ここまで述べたように、かけがえのない人生を送るための大切な問題をめぐって本書の考察を進めていくうえで、森羅万象との交わりから得た体験を脳が整理することで生まれる「世界知」と「生活知」という視点を欠かすことはできません。

この章では、「世界がどのように成り立っているか」を明らかにする思考ツールとしての（科学に代表される）「世界知」と、「私たち一人ひとりがいかに生きるべきか」をめぐる思考ツールである「生活知」の間の潜在的な緊張関係を象徴する、ある概念について考えてみたいと思います。それはすなわち、「時間」です。

時間ほど、「生きる」ということの個別性と結びついているものはありません。宇宙開《かい》闢《びゃく》以来の長い時間の流れの中で、「私」はなぜ、いまこの時代に生まれたのか？　原生人類の歴史でいえば、石器時代でも、江戸時代でも、二三世紀の未来でもない、いま現在に「私」がいるのはなぜか？　そして、せいぜい一〇〇年の人生において、「意識の流れ」の中で時間と向き合い、ときには一瞬一瞬を痛々しいほどに知覚するよう運命づけられているのはなぜか？　いくら考えても答えの出るはずのない、時間をめぐるこれらの問いの中に、「私」が「私」であることの不可思議さの本質が隠されています。

もちろん、「私」の個別性を考えるうえでは、時間だけでなく、空間的な広がりと、そこで織りなされる人びとの関係性も無視することはできないでしょう。とはいえ、しかし、最終的には、人生のすべての体験が「私」に収束してくることは事実なのです。「意識の流れ」の中で体験されるさまざまな事柄の質が、人生の幸福の度合いや、達成感を左右することは否定できません。広い世界に住む何十億の人びとの中でも、「私」が特別な存在であることは、間違いのないところなのです。その「私」という特別な体験の真ん中に、「時間」があります。

それにしても、「時間」は不思議な存在です。世界の他の誰とも違う「私」という存在が、「時間」の中でさまざまなことを体験しつつ、やがて死んでいく。「意識の流れ」の中の時間の進行は、決して後戻りさせることができません。私たちは、一人ひとり、人生という後戻りできないすべり台を落ちているようなものです。いつかはドスンと終わりが来るのを知りつつ、すべり台の上で懸命に思い思いのポーズをとっているのです。

人生とは、すなわち、引き返すことのできないすべり台の上でくり広げられる「あがき」のようなものだといえます。そして、そのような「あがき」の舞台となっているのが、人の生きる時間なのです。

†「今」という特別な瞬間——人間の時間と神の時間

統計的真理を扱う科学的方法論だけでは、取り替えがきかない「この私」という一人称を生きる際の倫理を扱うことはできない。その一方で、生活知を参照する際にも、科学が明らかにしてきた世界知を無視することもできない。

前章でも見たように、これが、現代人が投げ込まれているダブル・バインドな状況です。結局、現代においてよき生き方を模索することは、科学にせよ、思想や文学にせよ、さまざまな人類の知的成果を動員して、原理主義でもなければ便宜主義でもない、なんとも言い難い「あわい」の中を生きていくことを意味するのです。

この複雑怪奇な世界の中で、誰にでも直感的に理解できる普遍的な体験の一側面でありながら、しかし誰にも把握しきれない不思議な性質をもっているのが、「時間」です。時間は私たちの存在するこの世界の根本的な性質の一つでありながら、いまだに誰にもその正体がつかみ切れていないのです。

「意識の流れ」を通して知覚される時間においては、「今」に特別な意味があるのは自明なことでしょう。意識される時間は、つねに「今」の連続なのであって、「今」が、「一秒前」とも、「十年後」とも異なる、特別な時点であることは疑いようがありません。このような「今」**を特別な存在とみなす「人間の時間」が、私たちの生活を支えています。**

ところが、科学的世界観においては、「今」という時点に特別な意味は一切ありません。時間は、一つのパラメータ（t）にすぎず、パラメータとしての時間の原点は、任意にとることができます。**「今」という特別な点に依存せず、宇宙の全歴史を一気に見渡してしまうような「神の時間」にもとづいて自然法則が書けるからこそ、科学は今日見るような偉大な発展を遂げてきたのです。**

科学的な世界観は、「神の時間」によって支えられています。相対性理論で科学に革命をもたらしたアインシュタインは、人間の時間の中で「今」が特別な意味をもっていることを、自分の理論ではどうしても説明できないと認めていました。アインシュタインの一般相対性理論は、現在のところ、時間や空間の性質を説明する最もすぐれた理論ですが、その理論体系の中では、時刻は無限の過去から未来まですべて等価であって、「今」という時点には何の特権もないのです。

アインシュタインの理論では、宇宙の全歴史は、時間（一次元）と空間（三次元）をあわせた四次元時空の中に「最初から存在している」ことになります。最初から存在している以上、「過去」も、「現在」も、「未来」も、同じ意味をもつことになるのです。

意識の中で感じられる「人間の時間」の中で、私たちは「今」という時点が特別な意味をもち、その「今」を感じている「私」は絶対的な存在であると確信しています。一方、「神の時間」のもとにある現代の科学では、その「今」や「私」は、最初からパターンとして存在している宇宙の全歴史の中の一つのサンプルにすぎない、と教えるのです。

このように、科学における「神の時間」と、私たちの生活の中で感じられる「人間の時間」の間には、大きな隔たりがあります。「今」という時刻に特別な意味を見出し、「過去」をふり返り、「未来」を思いやる時間感覚は、「人間の時間」の中でこそ意味がありますが、「神の時間」の中では意味がないのです。

このような、科学的世界観における、「私」や「今」といった特別な視点から距離を置いた態度が、ときに「科学は冷たい」という印象を与えるのでしょう。しかし、だからこそ、科学は大いなる恵みをもたらしてくれもするのです。

†誕生とともに始まり、死とともに終わる

「人間の時間」と「神の時間」の間の差異を調べていくと、科学的世界観と、私たちの生活実感、そしてそれをくみ取りながら発展してきたさまざまな思想との間に潜在する緊張関係が、先鋭的なかたちで浮き彫りにされてきます。なぜ、科学者がある種の思想に対して冷淡なのか、そして、どうして思想家らは、科学者があるタイプの問題に関しては救い

がたいほどナイーヴだと感じるのか、さまざまな問題点が、科学と思想における「時間」の扱いの違いを考えることで明らかにされてくるのです。

そもそも、「私」という存在が、どのように成り立っているのか、この点について科学的世界観が与える答えは、ある意味では見事なもので、別の視点から見ればきわめて冷淡です。人間の生や死をめぐって、かつて宗教家に限らずさまざまな思想家が積み上げてきた思索は、科学的世界観の中では、ナンセンスなものとして片づけられてしまうのです。

科学的世界観のもとでは、無限の過去から未来まで続く「神の時間」の中に、生まれてくる前には「私」は存在しないし、死んだ後にも存在しません。「私」を含む宇宙の物質が複雑な相互作用をするうちに、「私」は生まれました。やがて「私」という複雑な物質のシステムが崩壊し、消えてしまえば、「私」もいなくなります。物質としての「私」が消えれば、意識としての「私」も消滅することでしょう。それが、科学の教える人間のあり方です。

かつて、さまざまな宗教が、輪廻転生《りんねてんしょう》や因果応報《いんがおうほう》の思想のもとに、前世や死後の世界はあると教えてきました。科学的世界観では、前世や死後の世界は否定されます。「私」の時間は誕生とともに生まれ、死とともに消えるのです。その前にも後にも何にもありません。

このような科学的世界観は、必然的にニヒリズムを誘発します。どうせ死んでしまえば無なのだから、何をやっても結局は無駄なのだ、という類いのニヒリズムです。**科学技術の有無を言わせぬ力に背中を押されて前に進む現代人は、一人残らず、「何をしても結局物質のふるまいとしては同じなのだ」という究極のニヒリズムを胸の中に抱えて生きているともいえるのです。**

現代の科学は、因果的な発展法則にもとづいて、「神の時間」の中での私たちの存在の形式はこうなっていると有無を言わせないかたちで示します。文句あるかといわれれば、文句はない、と答える他ないでしょう。無限の過去から未来まで続く「神の時間」の中で、私に与えられた時間は、確かに、誕生とともに始まり、死とともに終わるのでしょう。その厳然たる事実に逆らおうとは思わないし、その限られた時間（引き返すことのできないすべり台）の中で精一杯生きようと思うのが人間というものなのです。

私たち人間が確実にそのような時間的制約の中で生きていること自体は、否定できない事実なのです。そのことは認めたうえで、一人称の生き方を工夫する以外に、私たちに開かれた道はありません。科学的世界観が突きつける時間感覚がいかに冷酷なものであったとしても、私たちはそのような世界知を受け入れて、生き方を工夫していくしかないのです。

†かけがえのない「私」

私たちが生や死の問題に関して生活の中で素朴に感じる思いは、どちらかといえば従来の宗教や思想の中のそれに近いものといえるでしょう。仏教における「解脱《げだつ》」、キリスト教の「原罪」、イスラム教の「帰依《きえ》」といった概念は、九九パーセント合理的な生活を営む現代の私たちの心にも、強く訴えかけるものがあります。

一方、科学的世界観に立てば、これらの宗教的感情は、極端なことをいえばすべて「気のせい」、「勘違い」にすぎません。そのようなクールな世界観に立って、科学や技術は今日の異常なまでの成功を収めるに至りました。

宗教や思想の世界とむしろ親和性が高いともいえる私たちの素朴な「生活知」と、科学によって支えられる現在の公式的「世界知」の間のずれは、原理的にいえば次の事実を背景として生まれているといってよいでしょう。

すなわち、**私たち人間が単なる物質的存在ではなく、意識をもち、その中でさまざまな質感（クオリア）を感じる存在であるという事実です**。現在の科学では、脳の活動からクオリアに満ちた意識が生み出される原理を解明できていません。この知の「裂け目」を通って、さまざまな「生活知」と「世界知」のずれが表面化していくのです。

クオリアを感じる「私」は、世界の他の何ものにも代えることのできない、代替不能な一人称の存在としてこの世にあります。「人間の時間」と「神の時間」の差異も、究極には意識の所在に起因しています。意識の流れの中では、「今」が明らかに特別な時間として、「私」に感じられているのです。

意識をもつからこそ、そして自分の身体や運命が取り替えのきかないものであるからこそ、私たちは「宇宙の全歴史は四次元時空の中にすでにパターンとして存在している」という、今日の科学における「神の時間」をめぐる最高の叡智に対して、心情的に抗したくなるのです。もし、科学という「世界知」がこのような私たちの割り切れない思いを拾い上げようとするならば、意識をもつ「私」を生み出すものは何かという、掛け値なしの難問に取り組まざるをえません。

くり返すと、私たちが意識をもつという事実の背後にある第一原因を解明できないことが、今日、知的な意味での科学的世界観の「限界」を画するものと考えられています。この科学の限界が、「世界知」と「生活知」の乖離の問題に大いに関係します。科学という公式の「世界知」における穴が、私たちの「生活知」における「○○すべし」という倫理問題にも深くかかわっているのです。

このような観点からすると、**私たちの心が物質である脳からどのように生み出されるの**

かという、いわゆる「心脳問題」の解決は、世界はどうなっているのかという知的探究の視点から重要であるだけでなく、きわめて大きな倫理的意味をも帯びるのです。

†自由意志という幻想？

「今」という時点には何の特別な意味もないとする現代の科学における「神の時間」の考えは、「今」にこそ寄り添って生きていかざるをえない一人ひとりの人間にとって、あまりにも残酷です。私たちは、アインシュタインの相対性理論が示すような「神の時間」の中に、最初からプログラムされたパターンとして存在しているのではなく、一瞬先は何が起こるかわからないような「今」の積み重ねの中に、うち震えながら生きているのです。少なくともそのように思いながら、生きていたい。少なくとも、自分の未来をある程度選択できるという「自由意志」という「幻想」を抱いていなければ、私たちは正気を保っていることができません。

もっとも、私たちはどん欲な存在です。本来ならば神でなければ知覚できないはずの「神の時間」を仮想して、その中で相対性理論のような理論体系をつくり上げることもできるのです。本来、絶対的な「今」の積み重ねでしかない「人間の時間」の中にいる私たちが、曲がりなりにも「神の時間」を想像することができるのは、実に奇跡的なことです。

この奇跡の背後にも、もちろん、私たちが心をもつという事実があります。

私たちは、「今」、「ここ」が積み重なって織りなす「人間の時間」の中に、過去から未来までのさまざまな事柄を引き寄せてこようとします。代替不能な存在としてこの世界に投げ込まれている「私」の時間は、客観的に見れば、「神の時間」の中で、ある時刻に個体の誕生とともにスタートし、死とともに終了することになります。しかし、私の時間は、このような「神の時間」の部分集合としてだけとらえられるのではありません。私たちは、自分が直接知覚できない「神の時間」でさえ、自分が知覚できる「人間の時間」の「今」に何とか引き寄せて知覚しようとするのです。

このように、**永遠に心理的現在に閉じこめられながらも、さまざまなものを「今」に引き寄せようとする人間の必死の努力が、現代科学が公式的には「勘違い」と片づけるさまざまな宗教的、哲学的概念を生んできたのでありましょう。**

†死んでもおしまいではない

客観的に見た「神の時間」の部分集合を超えて、人間はさまざまなものを自分の「今」に引き寄せようとする。

このような人間精神の特性は、たとえば「死者に対する態度」に現れると私は考えます。

死んでしまえばおしまいだ、というのは、ある意味では、真実です。どんなにひどい最期を遂げて、無念の思いを残していったとしても、その死者がよみがえってきて復讐する、ということは因果的にありえません。科学的にいえば、因果的発展法則は現に存在する（生きている）ものの間の相互作用によってのみ決まるのであって、死んでしまったものの恨みや無念の思いが、因果的に作用することはありえないのです。

テレビドラマなどで、悪役が、「ふふふふ。死んでしまえばそれまでだ」などと嘯《うそぶ》くのを聞くとき、それを見ている私たちは、「何を、この悪党め！」と腹を立てます。しかし、その悪役がこの世界についての真実を語っていることは否定できません。必ず正義が勝つかどうかはわからないし、無念の思いが晴らされるとも限らない。決定論をとれば、すべてはあらかじめ決まっているともいえる。いずれにせよ、いったん死んでしまってこの世の因果関係の連鎖から外れてしまったものは、確かにもはや存在しないのも同然なのです。

アウシュヴィッツ、東京大空襲、文化大革命。あるいは、記憶に新しいスマトラ島の大津波。過去、多くの人命が失われる結果となった歴史的出来事において、確かに死者はその瞬間に「存在しないもの」になってしまったのです。これらの死者は、世界の中の因果的作用としては、もはや何の役割も果たしていない。それが、現代の科学が教える世界のあり方です。

しかし、だからといって、私たちの心の中で、これらの死者たちが何の位置も占めていないか、といえば、そんなことはもちろんありません。死者たちは確かに、物質的、因果的には存在しないが、かといってその存在を忘れ去ってしまうことには、私たちは割り切れないものを感じるはずです。私たちは、死者たちが存在した「神の時間」の中の「過去」を、「人間の時間」における「現在」に引き寄せて把握しようとするのです。

私たちの死者に対する態度の中には、必ず、「因果的な作用をもたないものは存在しない」という、科学的世界観では割り切れないものが含まれています。そのような割り切れなさこそが、私たちが一人称としてこの世界を生きるうえでの、生活知の重要な基盤となるのです。

もちろん、ダーウィンの進化論を受け、人間の行動や心理を規定している進化論的な背景を探る「進化心理学」の立場からは、「割り切れなさ」という感情もまた、最終的にこの世界でうまく生きていくための適応である、と説明されることになるのでしょう。しかし、死者をめぐる問題に限らず、私たちが心の中で世界について感じるニュアンスのすべては進化的な適応であると説明することは、「この世界の物質はすべて素粒子からできている」と言明することと同じくらい否定のしようもない、ただその一方で実際には役に立たない「イデオロギー」になりかねません。

お墓をつくり、祖先を祀り、「過去の清算」をめぐって隣国の間で論争をする。このような私たち人間の行動には、すでに存在せず、因果的には何の作用も及ぼさない、つまりは、科学的な立場からは無視してもよいはずの「死者」たちにまつわる、割り切れない思いが投影されています。

科学的立場から見た「神の時間」と、私たちの生活の中の「人間の時間」の間に裂けた割れ目には、何ともいえない「割り切れなさ」がある。そのような「割り切れなさ」の周辺にこそ、いまのところ科学的アプローチがあまり有効な世界知も生活知も提供しえず、宗教的・思想的な道具立ての必要性が強く感じられる領域が存在しているのです。

†「割り切る」ことに徹する現代社会

現代社会の急速な変貌をもたらしている主要な力の一つが、自然科学や情報理論を背景にした情報技術（ＩＴ）であることは疑いありません。

情報技術は、宇宙の森羅万象を徹頭徹尾「割り切る」ことで成り立っています。デジタル情報は、数、テクスト、音、映像などのコンテンツを、内容にかかわらずすべて平等に表現します。シェークスピアの傑作も、学生が書いた拙《つたな》い小説も、テクストデータとしては等価です。インターネットを流通する際には、どちらも「何キロバイト」のパケットとして転送されていくにすぎません。過去の経緯や質の差などを無視して、すべてを等価に「0」と「1」の塊《かたまり》として表現していく点にこそ、ITというアプローチの革命的意味があったのです。

このようなITのアプローチは、過去から未来まで、延々と続く「神の時間」を設定し、その中で、因果的な時間変化を追う科学的方法論と高い親和性をもっています。だからこそ、ITは、因果性にもとづきトランジスタなどの素子をつくってきた固体物理学のような科学的方法論と、強いシナジー（相乗作用）を起こすことができたのです。

ある活動にたずさわる人間が、その活動のもつ性質を反映して、しだいにある性格を帯びるようになる、というのはしばしば観察される現象です。現在、ITの技術開発、関連ビジネスにたずさわっている人間が、さまざまなしがらみや過去の歴史を断ち切り、すべてをテクノロジーや貨幣価値で割り切っていくという強い志向をもっていることは、多くの人が知るとおりです。

思えば、「割り切る」ということは、ITの源流となった自然科学の特質でした。日常生活の中で、人間と、猫と、石ころが同じだと考える人はいないでしょう。しかし、この三者を空中に投げれば、どれも放物線を描いて飛んでいく。ならば、どれも同じ力学の法則に従っているのだろうと「割り切る」ことから、自然科学は始まります。「そうは言っても」と私たちが抱く割り切れない思いは、とりあえずは自然科学の対象になることではないのです。

「割り切れない思い」をどうすくい上げるか

一方で、意識をもってしまった私たちの心情としては、決してITが割り切るようにはものごとを割り切れるものではありません。ITを支える物理的、ないしは情報論的テクノロジーは、すべて、因果的な時間発展の法則によって支えられています。今日のコンピュータ文化を支える科学技術は、いわば、「死んでしまえばおしまいだ」という世界観にもとづいて構築されているのです。

世界中を覆うインターネットによって促されるグローバリゼーションについては、それを歓迎する人もいれば、反対する人もいます。いずれにせよ、IT化が避けることのできない時代の趨勢であることは事実です。

ニュートン力学から始まる科学の運動の延長線上に現在進んでいるIT化は、人間の存在のあり方を「割り切る」点において、この世のすべてを経済価値に置き換えたり、宗教的な価値観のもとに判断したり、あるいはある特定の目的のために生活のすべてを動員したりといった、原理主義と似たような性質をもっているということになります。民放の番組に象徴される**「わかりやすさ」をありがたがる現代の日本人のメンタリティは、マクロに見ればIT化に至る「割り切る」ことに徹した現代文明の影響のもとに育まれてきた**といってよいでしょう。

このようなことを書いている私自身も、ITのヘビーユーザーです。インターネットがブロードバンド化し、いつでもどこでもネットに接続できるようになれば、それはたいへんありがたいことだと思っています。その一方で、すべてをデジタルに平坦化していく運動の中では割り切れない思いを、いかにすくい上げていけばよいのか、ということも考えます。

「割り切れない思い」が脳によって生み出されている以上、それをすくい上げることも、脳科学に関連することだろうと私は考えます。複雑な対象について、近似的に成り立つ方程式を立てたり、あるいはグラフを書いたりするのとは違うかたちで、私たちの脳と世界のかかわり方を探究していくことが、割り切れない思いをすくい上げ、これからますます世界を割り切っていくであろうIT化の時代を潤いとともに生きるために、不可欠な営為であるように思うのです。

そのことこそが、「死んでしまえばおしまい」なのではなくて、「死んだ人をどうしても忘れることができない」私たちの心情の真に寄り添った、「世界知」と「生活知」の統合の試みにつながるのでしょう。

そのような試みをする際に考察すべき問題は、必ずしも特定の原理で、統一的に議論できるものではありません。「人間の時間」と「神の時間」の間の対立に限らず、一見、お互いに関係がないようにも見えるさまざまな問題が、「世界知」と「生活知」の間の割れ目から吹き出してくるのです。

そこで、次の章からはしばらく、これらの私たち現代人にとって切実な、それでいて現在の公式的な「世界知」からは容易に答えが出ないかに見える問題について、「整理」という脳のエッセンシャルな働きに即して考え、最後に、「世界知」と「生活知」の間の一般的な問題の考察に戻ることにしましょう。

第3章

不確実な時代こそ脳が生きる

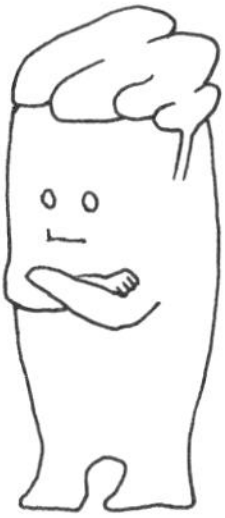

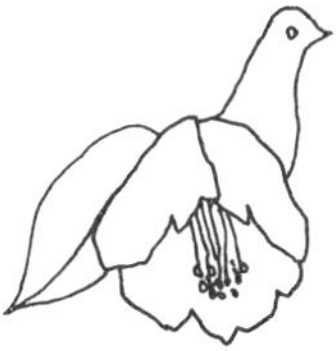

†変化が加速する時代

科学的「世界知」のもとでの「神の時間」から見れば、宇宙の全歴史は、四次元時空の中に最初から「パターン」として存在しているのかもしれません。

しかし、特別な「今」を積み重ねていく「人間の時間」の中で、次にいったい何が起こるのかもわからず、つねに緊張の中で生きている私たちは、「未来」を見渡すことなどもちろんできません。私たちは、「今」の状況から、過去の経験に照らして、最良の未来を選択し、招来しようと懸命に生きているのです。

通常は七年かけて変化するような出来事が一年で起こるという含意で、現代は「ドッグ・イヤー」と称されることがあります。せわしない毎日、安定して存続するものなど皆無にさえ感じられる。確実なのは変化が起こるだろうということだけだ、とすらいえる状況です。変化が加速する時代の中で、ますます多くの情報を処理することを、私たちの脳は求められているのです。

この章では、急速な変化にさらされ、ふと誰もが「将来はどうなるのだろう」と不安にならざるをえない現代を、どうすれば楽しく明るく前向きに生きていくことができるのか、その基礎となる考え方について議論することにしましょう。

†「確実さ」と「ランダムさ」を科学は扱う

科学にもとづく「世界知」においては、「ああすればこうなる」といった、ほぼ確実に予言できるような因果的現象についての法則はほぼ解明され尽くしてきました。

たとえば、天体の運行がそうです。注目しているシステムの外から入ってくる要素（たとえば、太陽系に外から何らかの天体が入ってくるなど）の影響を除けば、天体の運動をきわめて正確に予測することが可能です。そのことは、たとえば、次の月蝕や日蝕が起こる日時を予言できることでもわかるでしょう。このような厳密な未来予測は、科学的世界観の偉大な成果だといえるでしょう。

一方、全くの偶然によって支配されるランダムな現象についても、その取り扱い方は大体わかっています。個々の試行で何が起こるかはわからないものの、たくさんの試行を集めてきたとき、どれくらいの割合でさまざまなイベントが起こるか、その確率は厳密に計算することができるのです。

パスカルが「確率論」を考えるきっかけになった、コインを投げたときの表裏が出る確率や、サイコロでそれぞれの目が出る確率は、確実に予言することができます。だからこそ、さまざまなギャンブルを運営するカジノは、一人ひとりの客がどれくらい儲けるか、あるいは損をするかをあらかじめ予言することはできないものの、全体としてどれくらいのマージンが生じるか、あらかじめ予測することができるのです。

保険会社が保険料率を決める際の数理モデルも、基本的には確率論にもとづいています。個々の人間の寿命をあらかじめ予言することはできないけれども、たくさんの人間を集めてくれば、平均してどれくらいの寿命をもつか、その確率を計算することができます。だからこそ、保険料をいくら取り、年率何パーセントで運用すれば、保険金を払い、社員の給料を出しても破産しないか、あらかじめほぼ正確に予測することができるのです。

電子や陽子など、ミクロな世界の粒子がどのように振る舞うかを予測する量子力学は、数学的に最も洗練されたかたちで確率的な法則を使いこなしています。量子力学においては、一つ一つの出来事の結果は、絶対的な意味で予言することができない、ということが証明されています。ある特定の出来事の結果をあらかじめ予想することは原理的に不可能ではあるが、そのような出来事をたくさん集めたときの結果は、個々の結果が起こる確率として厳密に予言することができるのです。

量子力学が、確率的な法則を提供してくれるからこそ、現代の科学技術文明を支えるトランジスタやダイオードなどの高度な製品をつくることができます。そしていま、量子力学は、「ナノテクノロジー」というかたちで、これまでにない新しい技術をつくり出そうとしているのです。

このように、ほぼ完全な規則性があって予言することができる場合と、ほぼ完全にランダムな場合については、現代の科学はきわめてすぐれた実験的、理論的な方法論を提供することができます。「確実さ」と「ランダムさ」は、現代の科学的世界観において、比較的扱いやすいものなのです。

†偶然と必然の間に横たわる「偶有性」

難しいのは、半ば偶然的に、そして半ば必然的に起こるような出来事、すなわち「偶有性」をはらむような事象です。**偶有性をもった出来事こそが、科学的方法論では扱いにくく、その一方で私たちがいかに生きるかという「生活知」に大いにかかわる領域なのです。**

「偶有性」が大切な意味をもつのは、「今」が絶対的な意味をもつ「人間の時間」の中を私たちが生きていればこそです。宇宙の全歴史を見渡してしまう神にとっては、偶有性は存在しません。「今」、「ここ」に生きる人間の有限の立場に置かれて、はじめて偶有性が切実で、そして生命の躍動（エラン・ヴィタール）に結びついた概念として登場してくるのです。

人間にとって「他者」はとても大切な存在です。人間の生活知の中で、他人とどのようにかかわるかという問題は、かなり大きなウェートを占めているといってもいいかもしれません。

他者は、偶有的な存在です。他者は、つねに意外な驚きに満ちています。次の日蝕がいつ起きるかを予言できるように、正確にその言動が予言できるような人間など、この世界に一人もいません。どんなに「こいつのことはわかった」と思えるような人でも、必ず私たちの知らない内面生活をもち、ときに全く予測できないような行動をすることがあるのです。

その一方で、言うことなすことが全く予想不可能で、サイコロのようにランダムな振る舞いをする人というのもいません。サイコロならば、一つ前に振って出た目は、次に振って出る目に影響を及ぼしません。しかし、昨日までの振る舞いが、今日の振る舞いに影響を全く及ぼさない人など存在しえません。人間の行動は、ある程度は脈絡があるものなのです。

もし仮に、完全に規則的な、あるいはランダムな行動をとる人がいたとしても、そのような人は「他者」としての真摯な関心を引き起こすことができないでしょう。

このように考えると、人間にとって、他者とは、半ば規則性をもち、半ば予想がつかない、まさに偶有的な存在であることがわかります。他者に限らず、人間にとって最も切実な対象は、すべて偶有的な存在といってもいいかもしれません。偶有性にこそ、「世界はこうなっている」という「世界知」と、「いかに生きるべきか」という「生活知」が交錯する領域があるのです。

脳にとって偶有性はいちばんの栄養

人間の脳にとって、偶有的な事象ほど興味を引かれるものはありません。**体験からさまざまな意味を整理し、編集していく機能を果たす脳にとって、偶有性こそが何よりの「栄養」なのです**。ですから、人間の脳は、つねに環境の中で偶有的な出来事を探しています。

その証拠に、人間の脳は、たとえ実際にはランダムなプロセスに対しても、その中にある程度の偶有性を見ようとします。たとえば、サイコロを振ったときの個々の結果は実際にはランダムで、お互いに関係がないのに、「二回続けて6が来たから、次も6が来る」とか、「2、4、と来たから、次は6だ」などと思いこむ、「ギャンブラーの偏見」がその例です。宝くじから株式市場まで、人間は、本来ランダムなプロセスの中に、規則性や法則を見出そうとします。それで損をしてしまう人もいますが、その損は、実に人間的な損なのです。

厳密にいえば、ある事象が完全にランダムに起こっていると数学的に証明することは、きわめて難しいことが知られています。したがって、「このような規則性があるはずだ」と推定してかかるギャンブラーの態度は、必ずしも間違っているというわけではありません。

それにしても、ある程度規則があり、またある程度ランダムであるという人生における偶有性とは、実に味わい深いものでもあります。他人の心はわからないといいますが、**他者が全く予測不能ではなく、偶有的存在であるからこそ、私たちはお互いに心を惹かれあうのです**。ときに無秩序で予測がつかないもののように見える宇宙の中の事象にさえ、ある程度の規則性を見出そうと試みる脳の働きには、人間の、「世界が意味のあるものであってほしい」という祈りが込められているようにさえ思えます。

†偶有性の整理法

偶有性は、同時に、科学的世界観における理論的扱いがきわめて難しい対象でもあります。先に述べたように、科学は規則性の高いものと、ランダムなものを扱うのは得意です。しかし、現時点において、半ば規則的で、半ばランダムであるという「偶有性」を扱う有力な理論モデルは知られていません。つまり、「世界知」の問題としては、偶有性はいまだ解明されていないのです。

その一方で、**私たちの脳は、進化の中で自然に獲得されてきた「整理法」を用いて、偶有的な出来事に対峙する、さまざまな「生活知」を積み上げてきました。**

科学の発達は急速です。素粒子から宇宙、分子生物学から脳科学まで、科学が提供する「世界知」に、私たちの「生活知」がなかなか追いついていかないというのが現状です。しかし、こと偶有性の問題に関していえば、「生活知」のほうが、「世界知」よりもはるかに先を行っているといってもよいのです。だからこそ、偶有性を研究する脳科学者、認知科学者は、いま、日常の中で積み上げられてきた人間の知恵に学ぼうとしています。

子供でさえ、偶有性の大切さを知っています。何かの遊びをしているときに、下手な子や、幼い子がいると、「みそっかす」にしたり、少しハンディキャップをつけてやる、というようなことを子供は自然にやります。もちろん、相手のことを思いやって、という側面もあるでしょうが、何よりも、そのようにしないとゲームが面白く(偶有的に)ならないのです。

どちらが勝つか全くランダムなゲームも面白くありませんし、勝敗がほとんど決まっているゲームもつまらない。**子供は快楽主義者です。**下手な子や幼い子を「みそっかす」にしたり、ハンディキャップをつけてやることによって、ゲームの展開や勝敗の行方が最も偶有的になり、ゲームの楽しみが増すことを、子供は半ば本能的に知っているのです。

子供の生活知の中に、客観的なデータや数式など表れません。せいぜい、言葉があるだけです。実は、日常生活で使われる**「自然言語」こそが、世界の中の偶有性に対して現時点で最も有効な「知識整理法」のツールである**ということもできるのです。

自然科学者は、自然言語を、「あいまいである」などと揶揄《やゆ》してきました。しかし、自然言語は、偶有性に対してきわめて適応的な思考のツールでもあります。言語の「あいまいさ」の中にこそ、世界についての知識を、偶有性を内包したかたちで整理していく脳の働きが現れているのです。また、自然科学者があいまいだと片づける日常の出来事の中にこそ、偶有性という視点から見ると、最も興味深い問題が隠されているのです。

もっとも、自然言語で記述さえしていれば、それで事が済むかといえば、そういうわけではありません。偶有性は、厳密な数理的モデルを積み上げてきた自然科学にとって、チャレンジのしがいのある新領域でもあるのです。いつかは、偶有性の数理が、アインシュタインの方程式のようなかたちで記述される日が来るだろうと、多くの科学者が信じています。

偶有性に満ちた日常生活における人間の認知プロセスの問題に取り組むことが、今日、世界中の最も知的で野心的な脳科学者、認知科学者にとって、ホットなトピックになっています。

†規則性は歓びの感情を引き起こす

ここまでの議論は、規則性、ランダムさ、偶有性と、さまざまな事象の客観的な性質にもとづいて行われてきました。

私たち人間は、いうまでもなく、論理やルールだけで生きる存在ではありません。私たちは、きわめて感情的な存在でもあります。世の中のさまざまな出来事が私たちの脳にどのように「収納」され、「整理」されていくかを考えるうえでは、私たちの脳の感情のシステムがこれらの出来事にどのように反応するかという視点が重要になります。

規則性や秩序によって呼び起こされる感情には、独特のものがあります。

たとえば、天文学者にとって、規則的な天体の運行は畏敬の念を引き起こさせる現象でしょう。天上のさまざまな天体が、ニュートンの運動法則、さらに厳密にはアインシュタインの一般相対性理論によって予言されるように動いていくことは、まさに驚異としかとらえようのないことです。

それをさらに純化させれば、数学の美が引き起こす感情があります。すぐれた数学者は、絶対音感ならぬ「数覚」をもっているといわれています。どうしてそのような秩序が成り立っているのか、その背後に限りない深遠が広がっているようにも感じられる数学の定理は、数学者を感動させるとともに、謙虚にもさせます。

規則性の呼び起こす感情は、より日常レベルでもあります。たとえば、鉄道マニアの人は、列車がダイアグラムどおりに規則正しく運行されることに、独特の歓びを感じるようです。自動車と鉄道の最大の違いは、後者が（基本的に）決まった軌道を、決まった時刻表で運行される点にあるわけですが、そのような**規則性に歓びを感じるという人間の嗜好が確かにあるわけです。**鉄道マニアでなくても、ものごとが整然と、秩序をもって進行していくことは、確かに独特の歓びの感情を引き起こす光景です。

†脳はランダムな出来事に無関心

一方で、ランダムな事象が私たちの中に呼び起こす感情もあります。その出目がランダムだと理屈でわかっていながら、サイコロを振るというのは興味深い体験です。

ランダムな事象は、脳にとっては本来あまり興味深い対象ではありません。それぞれの結果に一喜一憂してみても、結局は規則性がないわけですから、脳の中に意味のある文脈や、有機的な構造をもつダイナミクスが立ち上がりません。したがって、**ランダムだとわ**

かってしまっている現象について、脳は、基本的に興味を失って無関心になります。せいぜい、コンピュータの中のランダム数発生プログラムや、福引きのように、道具として割り切って使おうとするだけです。

その一方で、客観的に見れば明らかにランダムな事象でも、人間の脳は必ずしもランダムだと決めてかかって接するわけではありません。むしろ、（本当はないとわかっていても）そこに**何らかの規則性や傾向を読みとろうとしてしまうのが、私たちの脳のいわば「くせ」なのです。**

本当はランダムだとわかっているのだけれども、そこに半ば投げやりに、しかし若干特定の出目を期待しないわけではないような中途半端な気持ちで、サイコロを振り続けた経験をもつ人もいるでしょう。本来どこから当選券が出るかはランダムであるはずの宝くじの売り場を、いろいろ験《げん》を担いで選んでしまうのも、ランダムな事象に対する私たち人間の独特の感情的反応だといえます。

ランダムだとはわかっているけれども、そこにある程度の規則や傾向があるようにも感じる。その規則や傾向を、自分だったら読みとれるような気がする。要するに、「わかっちゃいるけど止められない」というのが、ギャンブラーの心境なのでしょう。

このように、感情というフィルターを通して見ると、規則的な事象、ランダムな事象は、それぞれ、科学というフィルターを通して見たときとは異なる独特のニュアンスを帯びてきます。このようなニュアンスが、人間がこの予測が困難な世界でどのように生きるかという「生活知」の重要な要素であることはいうまでもありません。

†偶有性にどんな感情を示すかが「人生の方程式」

もし、世界の中の事象を規則的、ランダム、偶有的の三つに分けたとすれば、脳の感情のシステムから見て最も興味深い対象は、偶有的なものです。

自分の体験をふり返ってみればわかるのですが、私たち人間にとって、偶有的な出来事というのは、最も強い感情の反応を引き起こすきっかけになります。

もちろん、先に見たように、規則的な出来事や、ランダムな出来事によって引き起こされる感情もあります。しかし、これらの感情は、偶有的な出来事に接することによって生み出される感情に比べれば、生命の躍動（エラン・ヴィタール）に欠けているといわざるをえません。

はたして、自分の恋人とうまくいくか。大切な仕事のミーティングで、相手に気に入ってもらえるか。これらは、ランダムでも規則的でもなく、その中間の、まさに偶有的な出来事です。このような**偶有的な出来事こそが、「私」という自我の中枢の奥底まで入り込**

んでくる、きわめて感情的な体験をもたらすのです。

ときには、偶有的な出来事が、「私」の心を傷つけることがあっても、それが芸術的感動の種になったり、あるいは人格が劇的に成長するきっかけになったりします。完全に規則的な出来事や、ランダムな出来事には、そのような精神的作用は見られないのです。

偶有的な出来事の中には、必ず不確実性があります。ここでいう不確実性は、サイコロを振るといった完全にランダムな事象ではなく、半ば規則的ではあるが、それでも完全にどのような結果になるか予想することができないという不確実性です。また、それは、「受け身」である「私」に降りかかってくるような不確実性とは限らず、ある程度の自分の選択や行動で結果を変えられることもある、そのような不確実性です。

このような、偶有性に内在する不確実さに対する人間の感情の反応には、大きく分けて二種類あります。すなわち、**不確実さを楽しむという気持ちと、不確実さを不安に思う気持ち**です。もし可能ならば、不確実さを楽しみ、それを創造的な生き方に結びつけることができればよいのですが、必ずしもそうもいかないのが難しいところです。

人としてこの世に生きていく以上、絶対に避けることのできない偶有的な不確実性に対して、どのような感情的反応をとるか。これこそが、実に、「人生の方程式」といってもよいほどの重大な点なのです。この点については、後にふたたび議論することといたします。

†不確実さを楽しむための知恵

この章の冒頭でも述べたように、現在は変化が加速する時代です。いつまでも続くかと思われた組織が崩壊し、価値観が転覆する。「いい学校を出て、大企業に就職する」といった「幸福の方程式」が、もはや効力をもたなくなる。世界の中で日本が占めていたかに見えた位置が、冷戦の終結、グローバリゼーション、中国の台頭などの国際情勢の変化によって揺らぎ始める。その中で、「日本語」を使って思考し、表現し、コミュニケーションをとることの意義が問われている。一方、学校教育現場では、何が学力なのか、どうやって子供たちを教育すればよいのか、諸説が入り乱れて紛糾する。愛国心が善いものか悪いものかわからない。いま、私たちは、未曾有《みぞう》の変革の時期にあります。

もちろん、変化があるといっても、ランダムなものではありません。「いい学校を出て、大企業に就職する」といった「幸福の方程式」が成り立たなくなったといっても、受験の競争がなくなるわけではありません。従来存在していた社会的規則が一気にちゃらになって次にどのような展開になるかわからない、というわけではなく、半ばいままでの慣性を引きずりつつ、半ば不確実性をはらんでいる、まさに偶有的な変化が現代において起こっているのです。

このような偶有的不確実性の時代に、明日何が起きるかという不確実性を楽しむことができるのは、才能に恵まれた一部の人びとや、ベンチャー企業の経営者だけで、多くの人はむしろ不安にさいなまれていると思われるかもしれません。

しかし、考えてみれば、この事態は、必ずしも現代に特有のものとも思えません。二五〇年間安定した社会が継続したように見えた江戸時代でさえ、細かく見ればさまざまな変化がありました。第二次世界大戦を挟んだ激動の時代についてはいうまでもありません。現代だけがドッグ・イヤーだというのは、自分たちの生きている時代を特権化したがるメンタリティの産物にすぎないのかもしれません。

もともと、**人間は、つねに変化し続ける存在です。生まれ落ちてから老い、やがて死ぬまで、よくよく観察してみれば、一時たりとも同じ状態にはいない**のが人間です。「旧態依然とした」制度や組織がしばしば批判されますが、そのような制度や組織を支えている人間を観察してみれば、実は一人として旧態依然とした人間などいません。むしろ、個性をもった人間のかたまりを、ひとかたまりに見てしまう側に問題がある。組織が同じに見えても、その中の人間は揺れ動き、年老い、やがて引退する。そのことに着目すれば、一見動かしがたいような大組織やシステムの見え方も変わってくるでしょう。

生きているということ自体が、そもそも偶有的なことです。たいていの場合、明日の朝起きれば今日までの生活が続くであろうと期待されるが、そうでない場合もある。突然病を得ることもあれば、思いもかけぬ出会いもある。生きている以上、偶有性のはらむ不確実さを避けることはできません。不確実さを前に不安になるということは、ある意味では自然な反応ですが、それは、人生そのものを前にして不安を感じるというようなことでもあるのです。

生きることを不安に感じることは、ときに避けられないものではあるが、できれば楽しんでしまったほうがいい。

不確実性を楽しむという「生活知」は、そもそもこの世界の本質、とりわけ生の本質は「偶有的」なものであり、不確実性は避けられないものであるという認識のもと、「覚悟」を決めることによってこそ得られるのではないでしょうか。

†人間はつねに変化を続ける

二五〇〇年前に人間の本質を見つめた中国の偉人、孔子《こうし》は、弟子たちがその言行録を記した『論語《ろんご》』の中で、自分の人生の軌跡をふり返って次のような有名な言葉を残しました。

孔子は、明らかに、右に議論した人生の変化の実相をつかんでいたのです。


子曰、吾十有五而志于学、三十而立、四十而不惑、五十而知天命、六十而耳順、七十而従心所欲、不踰矩。

――子曰く、吾れ十有五にして学に志ざす。三十にして立つ。四十にして惑わず。五十にして天命を知る。六十にして耳順《したが》う。七十にして心の欲する所に従いて、矩《のり》を踰《こ》えず。


確かに、人間の人生は、間断なき変化の連続です。次から次へと通過儀礼があり、試練があります。一つの発達課題をこなすと、次の課題が現れ、一つ障壁を乗り越えるたびに自分が成長していきます。見える風景はしだいに変わり、そして、やがて避けられない死がやってくるのです。どんなに平凡に見える人生にも、激動はある。それに比べれば、どれほど速いといっても、時代の激動など、何ほどのものでしょうか。

むしろ、時代の激動も、オレの人生の激動にやっと追いついてきたか、くらいに構えているのがよいのです。

未来がどうなるかわからない、どのような変化が起きるか不確実である。そのような状況に対して、不安に感じてしまうのではなく、楽しんで乗り越えていくことを可能にするためには、まず何よりも、人間がいかに劇的に変化しうる存在であるかという事実を見つめ直す必要があるのです。時代や社会といった「マクロコスモス」の変化に、自分の身体という「ミクロコスモス」の変化を対置すれば、不安も自然に消えてゆくのではないでしょうか。

危機管理の鉄則は、起こりうる最悪の事態を想定して、それに対する覚悟を決めておくことだといいます。人生は結局切れ目のない潜在的危機の連続だとすれば、いっそのこと腹をくってしまったらいかがでしょう。

ゆく河の流れは絶えずして、しかも、もとの水にあらず。よどみに浮かぶうたかたは、かつ消え、かつ結びて、久しくとどまりたるためしなし。世の中にある人とすみかと、またかくのごとし。

鴨長明《かものちょうめい》の『方丈記《ほうじょうき》』は、古来日本人の無常観を表すものとされてきました。無常観というと、ついつい、どんな変化が起こっても流れに任せ、自らは主体的に動かない態度だと思いがちです。しかし、むしろ私たちは無常観の積極的な意味に注目すべきなのではないでしょうか。すなわち、世の中も変化し、自分も誕生から死に向かって、つねに変化し続けるのだから、何も恐れるに足らない、だからチャレンジしよう、という積極的態度の心理的基盤として援用することができるように思うのです。

昔の人は、人間というものは変わるものだ、変わりうるものだということを前提にものごとを考えていたように思います。「鯉の滝上り」というメタファーには、そのような思想が現れています。鯉が、登竜門の滝を昇ると、竜になってしまうというのです。もちろん竜は空想上の動物ですが、現在の自分を「鯉」になぞらえ、天がける竜に変身することを目指した昔の人がどのような希望を抱いていたか、想像することができるように思います。

†脳はしなやかに変化に適応できる

変化の早い現代の潮流に目を眩ませられることなく、主体的に生きていくためには、そもそも人生というものがどのようなものであったかということを、ありのままに見る必要があります。

すなわち、人生は、そもそも変化の連続だったわけであり、時代の激動といえども、人生の激動に比べたら何ほどのことでもないということです。

そうはいっても、私はそんなに速く変化できない、という人がいるかもしれません。自分がきちんと変化していけるかどうか不安になるとき、私たちの脳がどのように働いているのかに関する客観的な「世界知」に触れることは大いに助けになります。

日常生活の中の環境との相互作用を受け、人間の脳の中の神経細胞の結合のパターンは、つねに変化し続けています。**私の「心」をつくり出している神経細胞の結合様式は、決して同じままとどまることはありません。神経細胞はつねに自ら活動を続け、脳の成り立ちは一瞬たりとも止まることなく変化するのです。**

このような変化の基礎になっているのは、

(1) 神経細胞は、外界からの刺激の入力がなくても、つねに自発的に活動し続けている

(2) 神経細胞の間の結合（シナプス）は、その両側の神経細胞が同時に活動すると強化される（ヘッブの法則）

という二つの事実です。この二つの事実を組み合わせると、神経細胞の結合パターンはつねに自発的に変化せざるをえないという命題が導かれるのです。

とりわけ、**神経細胞の結合パターンの変化を決めるヘッブの法則は、「偶有性」が脳の中にどのように取り込まれ、整理されていくかということに深い関係があります。**脳の情

動を司るシステムと、記憶を司るシステムの相互作用など、ヘッブの法則と連動して偶有性を整理していく脳の仕組みが、現在盛んに研究されています。

脳の中の神経細胞の間の結合パターンが、実際に絶えざる変化の中にあるという現代の神経科学の知見は、孔子や鴨長明の直観、「鯉の滝上り」というメタファーに託された昔の人の人間観が実際に正しいものであったということを示しているように思われます。

私たちの脳の中には、世界の中からたくさんの偶有性を取り入れ、自らの体験を整理して生きる糧とするために必要な、「インフラ」がきちんと整備されているのです。**このような「インフラ」を通して、脳は自らの体験の中の偶有的要素を整理し、変化の速い時代にもきちんと適応していくことができます。**

どうせどうなるかわからない人生を生きるのであるならば、自分の脳の中のインフラを信頼し、自分の目の前にある偶有性を避けるのではなく、その中に飛び込んでいくしかありません。偶有性の海の中で自らの有限の立場を引き受けて生きていくことが、最良の「脳」整理法であり、世界知と生活知を一致させる道なのです。

第4章

偶有性が脳を鍛える

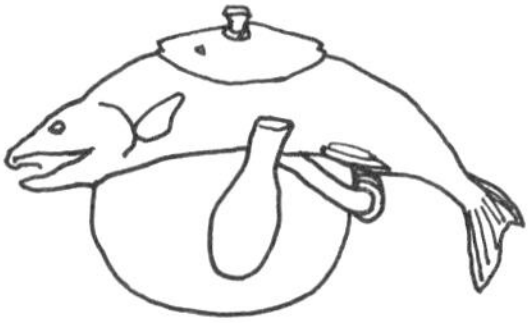

†人間はいかに創造するのか

まえがきにも書いたように、今日、私たちの「脳」に対する関心が高まっている背景には、人間を取り巻く情報環境の激変があります。

コンピュータによって、大量の情報処理が可能になってしまった現在、かつてのホワイトカラーのような職能の価値は、相対的に低下してしまいました。事務作業や計算ならば、いまやコンピュータのソフトを用いて効率よくすることができます。事務作業やペーパーワーク自体がなくなってしまう、ということはありえませんが、いままでよりも少ない人数で、効率よくできるようになっていくことは間違いありません。

初等、中等、高等教育も、かつてのようにホワイトカラーを大量生産することを目指すやり方からの脱却が迫られています。もっとも、教育における改革というのはつねに遅れ気味になるものですから、時代の変化が教育制度に反映されるのは、少し先の話になるかもしれません。

いま、マーケットにおいて最も高く評価されるのは、他人とコミュニケーションをとったり、新しいものを創造したりする能力です。コミュニケーションも創造性も、いまのところコンピュータでは実現できない能力なのです。

たった一つの思いつきにもとづく知的財産が、コンピュータやインターネットといった「拡大装置」の中に投げ込まれたとき、莫大な経済価値を生み出すことが珍しくない時代です。創造的であるとは、その個人の生活の充実や幸せに通じるだけでなく、その個人が属する組織や、国家の富にもつながる、重大な関心事なのです。

だからこそ、文部科学省も、本音としては優秀な官吏やホワイトカラーを養成する教育はもういいから、画期的なベンチャー企業を興したり、いままでの既成観念を破るようなことをする人材を育成できるような教育をしたい、と思っているのではないでしょうか。

創造性は、他者とコミュニケーションする能力と大いに関係しています。他人に向かって自分の意志を伝えようとする「発話」の行為は、私たちのいちばん身近にある創造性の例です。容易に理解することのできない他者の心をいかに理解し、心を通わせることができるかということが、音楽、文学、さらには新しい科学理論など、価値あるものを生み出す人間の能力と関係しています。

さらに広い視点から見れば、創造性は、半ば規則があり、半ばランダムであるという、世の中にあふれるさまざまな偶有性と関連しています。過去の文化の蓄積を無視した全くのデタラメでもなく、かといって単なるコピーでもない、まさに偶有的な何かをつくり出す能力が創造性なのです。

先に述べたように、人間にとって、他人は、私たちがこの世界で出会うものの中で最も大切な偶有性の泉です。初期のロボットのように、次にどのような行動をとるか完全に予想できてしまうのでもなく、あるいはサイコロのようにどの目が出るのか全く予想がつかないのでもなく、規則性があるようで、しかしないようでもある。そうした微妙な「あわい」の中にある他者こそが、最も大切な偶有性の泉なのです。そして、そのような偶有性に満ちた他者と行き交うことが、脳の創造的プロセスを最も鍛える結果になるのです。

最近になって時代の変化が速くなっているということは、それだけ、「創造的」なイベントによって、状況が変化するケースが多くなってきたということを意味します。創造的イベントは、社会の中に新たな偶有性をもたらします。こうして、人間の脳の創造性を通して、偶有性が正のフィードバックを通して強化されていくのが現代なのです。

偶有性との行き交いの中、脳の中で体験が徐々に整理されていくプロセスは、新しいものが生み出されるプロセスとほとんど同義です。脳は、創造的であるために、さまざまな偶有性をもたらしてくれる広い世界との行き交いを必要とします。人間の脳の創造性とは、偶有的な世界に対する、一つの適応であるとさえいえるのです。

生きていくうえで、いかに偶有性を担保するかということは大切な命題です。体験の中の偶有性に生き生きと学び、孔子や鴨長明が直感的にとらえていたようなかたちで、あるいは「鯉の滝上り」というメタファーにふさわしいかたちで変化し続けられるような人は、いつまでも若さを保ち、創造的であり続けることができます。偶有性に目を閉ざすとき、精神は老いるのです。

国レベルでいえば、自国と必ずしも相容れるわけではない文化や考え方をもつ国、とりわけ隣国との行き交いを大切にする必要があります。国というものを、大文字の概念として固定化してしまうのではなく、「国」自体を偶有的な存在に保つ必要があるのです。この点については、また後に考えることにしましょう。

†コンピュータを超える人間の創造性

自分とは異なる、予想がつかない他者。しかし、完全にはランダムではなく、独自の自律的な論理、ダイナミクスに従って行動しているかに見える他者。そのような他者を私たち人間は創造的であるために必要とします。

そのような偶有的他者との行き交いにおいては、閉じた自律的な論理のシステムは有効に機能しません。だからこそ、基本的に閉じた論理システムである今日のコンピュータは、創造性も発揮できないし、うまくコミュニケーションもとれないのです。

今日のコンピュータの理論的基礎をつくったのは、イギリスの数学者、アラン・チューリングの「チューリング・マシン」という理論モデルです。チューリング・マシンは、外部から「データ」として情報を読みとり、それを閉じた論理のシステム（プログラム）で処理して、ある「答え」を出す機械です。このような機械では、偶有的な体験をうまく「整理」することもできないし、新しいものを生み出すこともできません。

チューリング・マシンは、あるプログラムが設定されて、そこに入力があると、入力に対する答えが出されるまでは基本的に外部からの入力を受け付けません。もちろん、物理的プロセスとして、外部から何らかの入力がなされることはあるでしょうが、そのような偶有的な出来事を、うまく有機的な総合のプロセスに結びつけることができないのです。

人間の脳は、コンピュータと比較して、外界とのやりとりをうまく「整理」することに長けています。コンピュータは、データを正確に記録したり、あるプログラムに従って加工したりすることは得意ですが、データの間の偶有的関係性を読みとることは苦手です。

もちろん、原理的な視点から見れば、コンピュータには、およそどんな計算もできるという「万能性」がありますから、将来、偶有性の整理自体をプログラムすることが可能になるかもしれません。場合によっては、現実の人間と全く同じ振る舞いをするヴァーチャルな人間を、コンピュータ上に再現することさえ考えられないわけではありません。

しかし、すでに述べたように、完全に規則的でも完全にランダムでもない、偶有的なプロセスを扱うことは、いまの科学が最も苦手とすることです。科学的に解明されていない以上、プログラムをすることもできないのです。

創造的になることは、特別な人にしか許されないことだと私たちは考えがちです。しかし、実際には、人間は一人残らず、すばらしい創造性の能力をもっています。

もちろん、天才と呼ばれる人たちだけが生み出すことのできる、すばらしい作品はあります。しかし、実は、誰にでも、新しいものを生み出す能力はあるのです。**体験の中の偶有的関係性に学び、他者といきいきとコミュニケーションをする人間の能力は、現在のどんなにすぐれたコンピュータをもはるかに凌駕します。**

偶有的体験を整理したり、新しいものを創造したりする脳の働きを説明する理論モデルをつくるためには、チューリング・マシンとはかなり異なるアーキテクチャのシステムを考えなければなりません。このような理論的課題は、広く認識されており、脳科学や認知科学の中心的課題となっていますが、いまだに本質的な解決への道が見えていないのが現状なのです。

†当たらなくても占いは必要?

私たちが世界の中のさまざまな他者と行き交い、世界からの種々雑多な「便り」を脳の中に取り入れて、絶えず自己を更新していく中では、何らかの方法で自らの体験を整理する必要がありました。

科学的「世界知」が確立してしまった後の現代に生きる私たちにとって、そのような世界知がなかった時代に、人びとが「半ば規則があり、半ば偶然である」という偶有的なこの世界のあり様を、どのように了解し、自分の生き方に反映させていたのか、なかなか想像しにくい部分があります。

そのときどきにおける「世界知」の限界の中で、人びとは懸命に脳を整理し、生きていました。現在の合理主義から見れば首をかしげざるをえないような考え方でも、当時の「脳整理」の手段としては、それなりの必然性があったことは間違いありません。

たとえば、不確実な世界の消息を「わかる」ために人びとが古来用いてきた手段には、「占い」があります。血液型、星座、干支、手相。現代でも、世の中には、さまざまなことを手がかりにした占いがあり、それなりの人気を集めています。

もし、占いを「未来に起こること（運命）を言い当てる」という意味でとらえるならば、これらの占いに根拠がないことはいうまでもありません。科学的世界知と、「占い」は相《あい》容《い》れないのです。

もちろん、厳密にいうと、はたして物理学のような科学の法則が、未来予測を禁止しているかどうかということは、世界の中の「乱雑さ」の指標であるエントロピーが時間とともに増大していくという「熱力学の第二法則」と絡んで微妙な問題を提起しますが、そのような純粋に知的な問題と、世間で流布《るふ》しているナイーヴな占いの本質には、関係がないのです。

「占いには科学的根拠がない」というと、科学にも限界があるとか、科学の常識は社会的に構成されたものにすぎない（「社会構成主義」）などと言い立てる人がいます。しかし、そのような議論は、たとえば、フランスのポスト・モダン哲学の本質を矮小化《わいしょうか》したものでしょう。ポスト・モダニズムの哲学者たちが、そんな陳腐なことを考えていたはずもないのです。

ともあれ、世間に流布している「占い」は客観的な立場から見れば「当たらない」にもかかわらず、それを心理的に必要とする人びとがいる。この点に、私たちの脳の興味深い性質が表れているのです。

†占いを必要とする脳の性質

この世界の成り立ちとして、占いは当たらない。それにもかかわらず、占いには人気があります。当たりもしない占いに、なぜそれほど根強い関心があるのでしょうか。

私は、人びとの占いに対する関心の背後には、人間の脳の根本的なアーキテクチャがあると考えます。すなわち、私たちの脳が単独では自律できず、つねに世界といきいきとしたやりとりをしていなければならない存在であるという事実です。

脳は、外界からの情報の入力がなければ、うまく働くことができません。外界からの情報を遮断すると、脳は必要に迫られて、幻覚を生み出しさえすることが知られています。つまり、外界からの情報がないのなら、入ってくることにしてしまえ、と偽装するわけです。このプロセスは意識のコントロールを受けないかたちで、自律的に起こります。

イルカの言語の研究でも知られるジョン・C・リリィの発明した「感覚遮断タンク」の中に入ると、人は現実にはない幻覚を見ます。「感覚遮断タンク」とは、脳に対する外部からの感覚入力をなるべくゼロにするべく、体温と同じで、人体の比重と同じ液体に満たされた無音で真っ暗のタンクに人間が浮かぶための装置です。

ノーベル賞を受賞した物理学者のファインマンのように、徹頭徹尾合理主義の人でさえ、「感覚遮断タンク」の中でありえないイメージを見たと証言しています。いきいきとした機能を維持するうえで不可欠な入力が失われると、脳はそれに代わる活動を自律的につくり出して補おうとするのです。

人間の脳は、外界との情報のやりとりなしでは存在しえません。しかも、取り入れる情報は完全に規則的でも、ランダムでもなく、できるだけ偶有的なものであるほうがよい。

ここに、占いが人びとの心の中に入り込む余地が生まれてきます。

脳は、外界から新しい情報を取り入れ続けなければ、機能を維持することができません。その一方で、広い世界から、どのような情報がやってくるかをあらかじめ予測することはできません。どんなに合理的な推論を積み重ねても、実際には予測できないことがあるのです。しかも、そのような予測ができない出会いこそが、人生においては往々にして大切なのです。

このような、脳というシステムに対して「外部性」を提供する世界の間とのやりとりの中にこそ、占いが切実なものとして立ち上がってくる根本的な理由があると考えられます。占いは、科学的世界観においては合理的なものではないが、つねに外部とのやりとりを必要とする脳の働きを支えるうえでは、一定の合理性をもつ可能性があるのです。

よく設計された占いは、必ず、ある程度予想がつくような規則性と、その一方で「意外な」驚きの要素に満ちています。脳に、偶有的な刺激を与えるように設計されているのです。その意味では、よい占いの文章を書くという行為は、一つの芸術であるといえます。

これは笑い話ですが、大学生の頃、私はある情報誌のいちばん後ろにある「星座占い」を毎週読んでいました。映画や演劇のスケジュールをチェックしたあとで、「暇つぶし」

にその項を読んでいたのです。私は「天秤座」ですが、「おっ、当たっているじゃないか！」と毎回思っていました。自分にぴったり当てはまることもあるし、少し意外なこともある。つまりは、偶有的なのです。いずれにせよ、その占いの項を読むことは、なかなか楽しい体験でした。

あるとき、ふと、「ひょっとしたら、どの星座も同じようなことが書いてあるんじゃないか」と気づきました。それで、他の星座を読んでみると、どれも「当たっている」ように感じる。そこで、なるほどと思ったのです。つまり、占いというのは、どんな人にも当てはまる、しかしあまり一般的すぎず、少しは意外性や特殊性を含むような文章を書く「芸術」であると。

すぐれた占い師は、私たちの脳が、偶有性をこそ糧とする臓器であることを、きっと直感的に知っているのでしょう。

†恋愛を科学する？

人間が自己完結しない根本的な理由の一つとして、恋愛があります。人間が発達させたような「ロマンティック・ラブ」は、他の生物には見られない、おそらくは人間固有の文化ですが、異性を求める心理的な必要が、生殖という生物学的条件によって支えられていることはいうまでもありません。

生物の進化の過程において、有性生殖が誕生し、それとともに個体の寿命が有限になったというのが現在の生物学における通説です。フロイトが指摘したエロスとタナトスの結びつきには、生物学的な根拠があるのです。占われる対象として、恋愛がつねに人気があるのも当然のことです。なぜならば、恋愛は自律的な論理の演繹としては絶対に完結しないからです。必ず、未知のパートナーとの出会いがなければならないからです。

自分が生きるうえできわめて切実な意味をもつ、世界の中からの未知なるものの消息。恋愛だけではなく、人生のさまざまな局面で、未知なるものとの出会いが重要な役割を果たします。たとえ、いつどのような外部性と出会うかを予測することができないとしても、何らかの心構えをしておきたいと思うのは人情でしょう。だからこそ、客観的な視点から見れば当たりはしないとはわかっていても、占いの人気が低下することはないのです。

私自身は、科学的世界観の有効性をその限界の範囲内で信じていますから、未来予測という意味からは、占いを参照しようとは思いません。その一方で、すべてを偶然と片づける科学の方法論が、とくに恋愛のような問題に関しては余りにも冷たすぎるのも事実であると思います。

サイコロなどを使った賭博においては、何しろ参照している物理プロセスがランダムですから、結果を容易に予測することができません。そのランダムさを何とか脳の中で整理可能なものにしようとしてパスカルが生み出したのが、確率論でした。

パスカルの遺産の上に成り立っている現代の科学は、たいていの問題に、確率論の枠組み以上に未来へ踏み込もうとはしません。恋愛でいえば、どんな人に出会うか、その人と恋愛が成就《じょうじゅ》するか、すべては偶然のなせるわざだとするのです。恋愛のプロセスを科学的に扱おうとすれば、確率を使う以外の方法はないということになります。

しかし、そのような態度が、恋の出会いにおける心の機微から遠く離れたものであることはいうまでもありません。恋が成就する確率は、三〇パーセントから五〇パーセントの間でしょう、といわれても、いまひとつピンと来ません。それよりも、今日のラッキーカラーは青だから、何か青いものを身につけて外出しましょうとご託宣を受けたほうが、恋愛という現場の生命の躍動（エラン・ヴィタール）に資するところ大です。

†偶有性の海に飛び込むこと

占いが、パスカルの確率論以上の的中率を見せることはない。これはわかっています。それでも、占いが人びとの心を惹きつけるのは、結局、何を運んでくるかわからない未来に対して、人びとが単なる確率論以上の何らかの心構えをもちたいと願っているからでしょう。その意味で、占いは、心理的な側面において、パスカルの確率論を超えようとしている、ということができるのかもしれません。

占いは、科学が偶有性を扱いかねている現状の間隙をついた、一つの「世界知」と「生活知」の統合の試みなのです。

逆にいえば、占いなど当たらない、と決めつけるのは、他者との出会いはランダムな偶然でしかない、と諦めている寂しい態度なのかもしれません。そうなると、科学的合理主義者はみな寂しい人たちだということになりますが、それはおそらくある程度事実なのでしょう。

確実に不幸になる方法はたくさんありますが、確実に幸運になることのできる方法などありません。 先ほど触れた「熱力学の第二法則」は、この世界では放っておけば無秩序が増大する（エントロピーが増大する）方向に向かうと教えます。生きとし生けるものにとっての究極の不幸ともいえる「死」は、生を維持してきたホメオスタシスが失われ、無秩序が増大するプロセスです。幸せは、無秩序に抗することでしか生まれない。ある意味では、幸運に出会いたいという人間の切ない思いは、熱力学の第二法則に対する必死の抵抗なのかもしれません。占いに対する関心は、そのような心の表れだと考えられます。

私たちは、単独で世界の中に存在しているわけではありません。一人ひとりの人間は、世界の中のさまざまな関係性の結節点のような存在です。自分が人生の中でどれくらいのことを成し遂げることができ、どのような幸せをつかむことができるかは、半ば偶然の出会いによって支配されます。人生の節目節目で、たくさんのコインが投げられているようなものなのです。

そのような偶然性を、純粋にランダムなものだと思えば、占いなどに気を遣う必要はありません。**占いの対象が、純粋にランダムなものには及ぶことがあまりない**という事実には、注意が払われるべきでしょう。コインの表裏や、サイコロの出目など、ランダムだとわかっていることを占おうという人はあまりいません。恋愛や選挙結果、ビジネスの行方など、完全に予想することはできないが、ある程度の脈絡がある偶有的な事象こそが、人びとの占いへの情熱をもっとも熱くかき立てるのです。

†脳は偶有性にもとづき身体の範囲を知覚する

ところで、私たちが、この世界という偶有性の海に飛び込んで、その中で能動的に人生を切り開いていくとき、その基礎になるのは、いうまでもなく私たちの身体です。

自分の身体の範囲はどこまでか？　このような質問に対しては、「そんなことは決まっている」と思う人がほとんどかもしれません。

しかし、生まれたばかりの赤ん坊にとって、**自分の身体の範囲は、経験を通して学ぶものである**ということがさまざまな研究から明らかにされています。興味深いことに、その際、定まった固い規則ではなく、偶有性が本質的な役割を果たすのです。「私」という存在のいわば根幹をなす「身体」が偶有性にもとづいて構築されているという事実の中に、脳に秘められた自然の偉大な叡智があります。私たち自身が偶有的存在であるからこそ、偶有的な世界の中でさまざまな他者と切り結んでいくことができるのです。

新生児は、自分の身体を動かしたときに生まれる感覚フィードバックを通して、自分の身体の範囲をゼロから学んでいきます。たとえば、自分の身体に触れたときにだけ生じる、「触る／触られる」の同時生起（ダブル・タッチ）が、身体の知覚を立ち上げる際の重要なヒントになっているのです。

このとき、自分の行動と、感覚フィードバックの間の関係は、あくまでも偶有的なものとして脳内で処理、表現されます。すなわち、たとえば「手を動かすと必ずこのようなフィードバックがある」という固定されたルールを前提にするのではなく、必ず例外的なことが起こることを前提に、その例外的な事例に対する準備をしたうえで、身体知覚をつくり上げておくのです。場合によっては、手を動かしても、予想されたような感覚フィードバックがないかもしれません。そのときは、脳はそのような新たな関係にもとづいて、身体に関する知覚を構築し直すのです。

自分の身体の範囲についてゼロから学んでいく新生児において、偶有性が身体知覚の発達を促すうえで重要な意味をもつということは、脳の学習の仕組みから考えて合理的です。一方、いったん脳の中で身体知覚が成立してしまえば、行動と感覚フィードバックの間の偶有的関係を経由しなくても、「身体の範囲はここまで」とはっきり確定しておけば、それで済むようにも思われます。

しかし、実際には、身体知覚が定まったはずの大人の脳においても、身体の知覚は、相変わらず自分自身の行動とそれに伴う感覚フィードバックの間の、偶有的関係性にもとづいて成立していることが、さまざまな実験によって明らかにされています。

成熟した大人においても、自分の身体に関する情報が固定された規則として脳内に表現されているのではなく、偶有性を経由して表現されていることは、一見不思議なことのようにも思えます。しかしこの戦略には、確かに合理性があるのです。

私たちの脳は、自己の範囲、自分の身体の範囲を、成人になっても偶有的／ダイナミックに表現し続けることによって、環境との時々刻々変わる相互作用に備えているのです。

たとえば、自動車が登場したのは人類の進化の歴史上でもごく最近のことですが、私たちの脳が偶有性を通して身体知覚をしているおかげで、熟練した運転者は、「車両感覚」というかたちで、車のボディをあたかも自らの身体が延長されたもののように知覚することができるのです。

「身体」という「私」の範囲を、脳が定まったルールとしてではなく、偶有性を通してダイナミックかつフレキシブルに把握しているということには、重大な意味があります。そのように「私」を定義してこそ、はじめて、偶有的な出来事に満ちあふれているこの世界といきいきと渡り合うことができるのです。

「私」という存在をいわば空間的に定義づける身体知覚のメカニズムは、偶有性にもとづく「脳」整理法の最もすぐれた事例です。「私」の範囲を偶有性にもとづいて定義しているからこそ、世界とのやりとりにおいて生じるさまざまな事柄を、「私」という存在に引きつけたうえで整理していくことが可能になるのです。

†コントロール可能なことと不可能なことの区別を誤る悲劇

偶有性を通して構築された「私」は、能動的に世界に働きかける存在です。偶有的な世界を渡り歩くとき、自分の範囲を定めることと同じくらい、自分の能動性の性質を把握しておくことが重要になります。

現在の脳科学や認知科学において注目されている概念の一つとして、私たち人間が、思考プロセスにおいて何を考えるか、周囲の環境の特性の中で何に注意を向けるか、どのような行動を選択するかといった「主体性」（agency）の問題があります。

自分の身体の範囲をめぐる知覚が、それをコントロールできるという主体性の知覚と大いに関係するのはいうまでもないことです。身体が固定されてしまった場合や、道具を使っている場合など、身体の範囲と主体性の範囲が必ずしも一致しないような場合もあります。そのような場合でも、脳は、身体の知覚を行動と感覚フィードバックの間の偶有的関係性を通してアクティヴかつフレキシブルに把握し続けることができるのです。

主体性の知覚とは、すなわち、自分にとってコントロール可能なものの範囲を認識することです。「自分の身体は自分でコントロールできる」という認識から始まって、主体性は、道具や、他者、システムなどの外界に延長されていく場合があります。そのときの基礎になるのは、自分がある行為をしたときに、どのような感覚フィードバックが返ってくるかという偶有性の関係です。人間は、自己の身体知覚の延長線上に、一般的な主体性を知覚するのです。

一人称の人生を生きていく中で重要な分かれ目の一つが、何が自分にとってコントロール可能なもので、何がコントロール可能ではないかという区別をすることでしょう。コントロール不可能なものを、いくら自分の思いどおりにしようとしても、無駄です。世界は広く、「自分」は世界から見たら芥子粒《けしつぶ》のような存在でしかありません。世界の中で起こっていくことのほとんどは、自分にとってコントロール不可能なことであるということを認識し、受け入れることが、成熟した大人の一つの条件でしょう。

コントロール可能なことと、コントロール不可能なことのカテゴリーを間違えることは、本人にとっても他人にとっても不幸な結果をもたらします。恋愛が成就しないのは自分の「努力」が足りないからだと思いこむのは、典型的なカテゴリーの間違いです。もう少し努力すれば、相手が振り向いてくれるのではないか、と考えることは、他者の心を、自分が影響を与えてどうにかできるものであるとみなす、カテゴリーの間違いです。そのように思いこんでしまった人は、たいてい不幸になります。

それどころか、相手も不幸に陥れること、場合によってはストーカーなどの深刻な事態に至ることもあります。**コントロール不可能なものを何とかコントロールしようと妄信して、深みにはまっていくダイナミクスは、人間の脳が陥る悲劇の中でも最も際だったもの**だということができるでしょう。

ある要素がコントロール不可能ならば、それはもはや確率の中で扱うしかない、というのが近代科学の基本的な立場です。近代科学の成立以前には、コントロール可能な領域と、コントロール不可能な領域の区別がそれほど明確ではありませんでした。だからこそ、

「雨乞い」をしたり、人形に釘を打ちつけて、相手を呪うことで、何らかの具体的効果をもたらそうとすることもありました。

今日の世界知のもとでは、そのような行為に、因果的な意味が見出されないことはいうまでもありません。飛行機が飛び、インターネットが世界中から情報を運んでくることの背景には、厳密な因果的法則があります。近代科学の果実を享受しつつ、その一方で自分のコントロールできるはずがないことをコントロールできると妄信することは、愚かであるばかりでなく、卑怯《ひきょう》です。

†偶然と必然の「あわい」を脳で読みとる

とはいうものの、自分がコントロールできないことはすべて偶然であると片づけてしまうことにも、割り切れないものが感じられます。偶然と必然の違い、自分でコントロールできることと、できないことの差は、私たちの脳の認識の問題でもあります。

ある出来事を偶然と考えるか、それとも必然と考えるかで、そのことに関する脳の使われ方は変わってきます。コインを投げるときに、表が出るか裏が出るかが偶然であると思えば、投げ方は「投げやり」なものになるでしょう。その一方で、コイン投げの結果が自分の意志である程度コントロールできる、半ば必然であると思えば、投げるときの脳の使い方は「一生懸命」なものに変わるでしょう。どちらも、客観的な物理作用にかかわるというよりは、主観的な認識にかかわることですが、認識の仕方に伴って、脳の使い方、脳内での体験の整理の仕方が変わってくることは事実です。

「ギャンブラーの偏見」は、客観的な立場から見れば意味がないものですが、たとえランダムな事象でも、自らに引き寄せて、偶有性の中にとらえようとする私たちの脳の傾向を示しているとすれば、それなりの意義が認められるのです。

日常の生活の中で私たちが出会うさまざまな出来事を偶然と考えるか、それとも必然と考えるかは、私たちの生活の質に重大な影響を及ぼす可能性があります。すべてをランダムだと片づけることは寂しいことです。だからといって、すべてが必然だと考えることは明らかな誤りです。ましてや、その必然を自分でコントロールできると考えることが、思い上がりも甚だしいことはいうまでもありません。

祈ることで、ものごとがコントロールできるのならば、それほど楽なことはありません。良質の宗教的感覚を持つ人は、祈りが自分の無力感の認識であることを知っています。自分のコントロールの及ばないこと、自分の無力さを思い知らせる対象に対してこそ、人は祈りを捧げるのです。

偶然と必然の間の微妙な「あわい」の領域、すなわち、偶有性の領域のニュアンスをど

れくらい読みとることができるかによって、投げやりでもなく、妄信でもない、バランスのいい生き方ができる可能性があります。コントロールできる／できないの区別についても、その両者の中間にある「あわい」の領域こそが大切なのです。

私たちは、占いでも、「ギャンブラーの偏見」でも、使えるものは何でも総動員して、この世界の中における体験を、何とか整理し、理解しようとします。そこに立ち現れるものは、科学のような洗練された「世界知」ではありませんが、「世界知」と「生活知」がいわば未分化のまま姿を現すだけに、かえって、偶有性の海の中を懸命に泳ぐ人間の姿をリアルに伝えてくれるのです。

第5章

偶然の幸運をつかむ脳の使い方

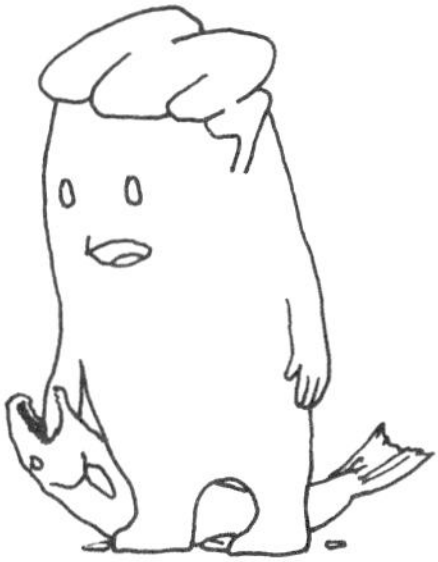

†偶然を必然に変えることができるか

占いや「ギャンブラーの偏見」が示すように、「偶然」に対する態度は、科学的世界観が骨組みをつくる「世界知」と、私たち一人ひとりの「生活知」が潜在的に鋭く対決する領域です。

科学は、基本的に、予想できない要素には適当な文脈を設定して、その設定の中で「ランダム」なノイズとして扱います。たとえば、ある確率の関数を定義するというところまでは、ある意味のある文脈を設定するけれども、その確率関数で与えられる事象のうち、実際に何が起こるかということは、純粋にランダムなプロセスで決まる（あるいは決まらない）とみなす態度をとるのです。

もう少し具体的にいうと、ある病気にかかってしまった人が、五年後も生きている確率（いわゆる「五年生存率」）を、たとえば「六〇パーセント」というかたちで正確に予言することができたら、科学的な知見としてはたいへん立派である、とみなされます。科学の理論としては、それ以上の要求をすることができません。その病気に不幸にしてかかってしまった人が、五年後、生きているか死んでいるかの「どちらに転ぶか」までは、科学は予言しようとはしないのです。「どちらに転ぶか」は全くランダムなのであって、そのランダムな事象（偶然に起こることを）を予言するところまでは、科学の範疇《はんちゅう》に属さない、と考えるわけです。

その病気にかかってしまった人や、その周囲の家族にとっては、「どっちに転ぶかわからない」では済まないのはもちろんのことです。六〇パーセントの五年生存率という「統計的真理」のもと、ある具体的な患者が五年後生きているも死んでいるも、科学的世界知から見れば確かに偶然です。しかし、患者や家族にしてみれば、その「生きている」ほうの偶然を、何とか必然にしたい。そして、「死んでしまっている」ほうの偶然は、できればなきものにしたい。そのような思いを抱いても、それは当然のことといえます。

偶然を必然にしたい、あるいは偶然起こるかもしれないことを未然に防ぎたい。このような人間心理の否定できない切実な思いが、「占い」に対する人びとの熱情の背後にあることは、見てとりやすい理屈でしょう。偶然をランダムな確率と片づける科学主義が、「占い」と相容れないことも、また見てとりやすい理屈です。

偶然の事象をどのようにとらえるのかを考えるとき、それをランダムな確率過程として扱う科学的方法論が、人びとの心理を満足させることができないのは、無理がないことなのかもしれません。

「素敵な恋人に会えるかどうか」ということは、人びとの重大な関心事です。どのようなパートナーにめぐり会えるかが、人生の幸福を左右する大きな要素になる以上、恋人との出会いに人びとが関心をもつのは自然なことです。

恋愛に対して、科学的アプローチをとるといっても、限界があります。恋人との出会いをめぐって起こりうるさまざまな事態に対して、方程式や閉じた論理システムをもって準備しておくことができないのは、理の当然です。

この広い世界を人びとが揺れ動く中で、誰と誰が知り合うかが、あらかじめ決まっているはずもありません。恋人との出会いは、まさに偶然に支配されています。科学主義の立場からは、それはランダムなプロセスで、確率だけが与えられているのだ、ということになるのでしょう。しかし、その偶然を何とか必然にしたいと思うのも、また人の心の動きとしては自然です。

科学的方法論の中で扱われてきた規則的な領域、あるいはランダムな領域の中間に位置する、**偶有的な領域が人生の体験のほとんどすべてを占める以上、日常の認知プロセスの本質を解明するうえでも、「素敵な恋人との出会い」に含まれる脳の働きの問題を理論的に解明することは重要な意味をもつはずです。**「偶然を必然にしたい」という人間の願いはたいていの場合叶えられることのない、儚いものですが、偶然と必然が交錯する領域にこそ、興味深い「脳」整理法の問題が潜んでいることも事実なのです。

†セレンディピティ――偶然の幸運に出会う能力

偶然と必然の間には、科学的な「世界知」の問題としては埋めがたい溝があるわけですが、人間の心の働きから見れば、むしろ両者を結びつけたいという願望が強いことは事実です。

現代の脳科学、認知科学の立場から見ても、偶然と必然の間の関係性については、きわめて興味深い問題がたくさん潜んでいます。とりわけ、世界の中の偶有性を認識し、整理するという人間の脳の働きをそのダイナミズムにおいてとらえたとき、「占い」や「ギャンブラーの偏見」のようにあからさまに科学主義と対立することもなく、むしろ親和性が高い問題がいくつかあります。その中で、現在大きな関心を集め、今後脳科学や認知科学に限らず広い領域にインパクトを与えるであろう概念があります。それが、「**セレンディピティ**」(serendipity) です。

「セレンディピティ」は、「偶然の幸運に出会う能力」と訳されることが多く、もともとは、一八世紀のイギリスの作家、ホラス・ウォルポールが、一七五四年に友人への手紙の中ではじめて使った造語です。

ウォルポールは、イギリスの首相を務めたロバート・ウォルポールの末息子で、なかなか世知《せち》に長けた人物だったようです。その手紙は、小説の作品以上に読まれ、引用されることが多く、とりわけ、「世界は感じるものにとっては悲劇であるが、考えるものにとっては喜劇である」という言葉はよく引用されます。「セレンディピティ」という言葉も、最初はウォルポールが手紙の中で勝手に「発明」した言葉だったのですが、しだいに英語圏を中心に使われるようになりました。

「セレンディピティ」という造語の元になったのは、『セレンディプの三人の王子』という童話でした。「セレンディプ」は、いまのスリランカを指す古語です。この童話で、三人の王子たちは、旅をする中で、自分たちが求めていたものではないものに出会います。そのような偶然の出会いが、結果として王子たちに幸運をもたらしました。そのような偶然の幸運に出会う能力を、ウォルポールは「セレンディピティ」と名づけたのです。

王子たちは、いうなれば、「A」というものを探し求めている旅の途中で、全く異なる「B」に出会い、その結果幸福をつかんでしまったわけです。

Aを探し求めていたのに、その過程で全く別のBに出会ってしまい、それが結果としては幸福につながる。このようなことは、人と人との出会いにおいてしばしば見られることです。そのためか、「セレンディピティ」は、たとえば週刊誌で取り上げられるときには、「素敵な恋人に出会う能力」というような意味で使われることが多いようです。

「セレンディピティ」が注目されるのは、それが、**「偶然を必然にしたい」という願望をもち、それを実際にある程度実現している人間の脳の働きと関係している**と考えられるからです。このように書くと、ミステリアスな能力のように聞こえますが、実際には多くの具体的な事例に裏づけられている経験的な事実です。脳科学や認知科学の立場から見ても、注目すべき脳内プロセスが「セレンディピティ」と呼ばれる現象の背後には存在すると考えられます。そこに顕れているのは、外界との偶有的な体験を整理し、そこから創造的なプロセスを立ち上げる脳の働きなのです。

†「行動」「気づき」「受容」がセレンディピティを高める

本来、偶然の出会いは、自分がコントロールできない領域に属するはずです。偶然の幸運に出会いたいと思っても、そうはいかないのが世の常です。「偶然を必然にする」といっても、実現することは難しいはずです。

幸運に出会うかどうかは、その人の能力によって左右されることではなく、まさに偶然に決まることのように思われます。早い話が、能力が高い人が幸運に恵まれないこともあるし、能力がさほどでもない人が大きな幸運に出会うこともあります。確実に「偶然の幸運」に出会うことのできる能力があるのならば、苦労はしない。そのように考えるのが常識というものでしょう。

セレンディピティの定義にある、「偶然の幸運に出会う能力」というのは、語義において矛盾を含んでいるようにも思います。「偶然の幸運」を引き寄せること、つまりそれを必然とする能力など、この世に存在しないともいえるからです。しかし、そのような一見パラドックスに満ちた含意をもちながら、その一方で世界知としても生活知としても深い叡智を秘めているからこそ、ウォルポールが考案したこの造語は人口に膾炙するに至ったのです。

セレンディピティとは、いったい、どのような脳の働かせ方を指すのでしょうか。より一般的な議論をする前に、ウォルポールがこの言葉を「発明」する際に参照した『セレンディプの三人の王子』に即して考えてみましょう。

まず、「果報は寝て待て」ではなく、**とにかく何か具体的な行動を起こすこと**が肝心です（「行動」）。三人の王子は何かを「求めて」旅に出ました。もし、何も求めず、また旅にも出ないでじっとしていたら、予想外のものに出会うこともなかったでしょう。世界の中を移動するからこそ、異質な他者や、自分が思ってもいなかったような「外部性」との出会いもあるのです。

第二に、王子たちは、偶然の出会いがあったときに、**まずその出会い自体に気づくこと**

ができました（「気づき」）。そのような「気づき」は、自分の外で起こっていることや、自分が心の中で感じていることに対する注意深い観察力があって、はじめて可能になります。観察は、自分の体験から学ぶプロセスの出発点なのです。

第三に、王子たちは、意外なものとの出会いに際して、自分がそれまで抱いていた「このようなものが欲しい」という仮説にこだわらずに、**素直にその意外なものを受け入れることができました**（「受容」）。脳の中にすでにある仮説をダイナミックに修正し、それを自己の中に受容することができてこそ、私たちは体験からの学習を完成させることができるのです。

「セレンディップの三人の王子」に即した以上の分析は、より一般に、私たちの日常生活におけるさまざまな局面にも適用することができます。これらの三つの要素、すなわち、**「行動」、「気づき」、「受容」が、「偶然を必然にする」セレンディピティを高めるために必要なのです。**

ただし、これらの三つの能力がすべてそろっていても、それだけでは、偶然の幸運に出会う準備ができたにすぎません。肝心な「偶然の出会い」そのものは、自分ではコントロールできないかたちで起こります。セレンディピティとは、偶然の出会いがあったときに、「それを生かす準備ができている」、また「事後にそれを生かすことができる」能力を指すのです。

もちろん、準備ができていたからといって、肝心な出会いそのものがない可能性もあります。その一方で、もし準備ができていなければ、せっかく出会いがあったとしても、それを生かすことができないのです。

偶然を幸運に結びつけられるかは脳の使い方しだい

偶然の出会いを必然にする努力は、偶然の出会いがあったときに、そのこと自体に気づくことから始まるといえるでしょう。せっかく、大切なものに偶然出会ったとしても、その出会いのもつ意味に気づかなかったり、たとえ気づいたとしても、その出会いを生かすために努力しなければ、せっかくの幸運も逃げていってしまうのです。

ある出来事に出会うこと自体は偶然だとしても、それを受け入れ、生かす努力をすること自体は、自分が意識してコントロールできること、すなわち「必然」です。**偶然のチャンスを生かすことができるかどうかが、心掛けしだい、脳の使い方しだいで変わりうる**からこそ、「偶然の幸運に出会う能力」という、一見自己矛盾するような言い方が成り立つのです。

「偶然の幸運に出会う能力」は、「宝くじに当たる」こととは違います。宝くじは、単なる数字の世界です。ある券が当選する確率は、厳密に確率的に決まっています。どの売り場で買うか、いつ買うかなどの自分の行動で宝くじの当選確率に影響を与えると思うことは、妄信でしかありません。宝くじを買うという要素の中には、「行動」はあっても、「気づき」、「受容」が生きるような局面はないのです。

その一方で、私たちの日常の生活は、単なる数字で決まる確率の世界以上の、複雑で、豊かなニュアンスを帯びたさまざまな偶然の出会いに満ちています。人との出会い、書物との出会い、映画との出会い、風景との出会い、ふと自分の内側から湧き出てきた想念との出会い。これらの出会いを生かし、それを幸運に結びつけられるかは、自分の心掛けしだい、脳の使い方しだいで変わってきます。

世の中には、確かにセレンディピティが高い人と低い人がいます。偶然の出会いに対して、自分ではコントロールできないからと投げやりになってしまうのではなく、またコントロールできると妄信してしまうのではない、バランスのとれた脳の使い方によって、セレンディピティを高めることができるのです。

†学習の機会は日常に満ちている

以上の議論からもわかるように、セレンディピティは、決して突出した能力ではなく、むしろ、「規則性」と「ランダムさ」の間の「偶有性」一般を認知し、脳の中で整理していく、人間の一般的認知プロセスの一部分であると考えられます。

偶有性の知覚は、すべての「世界知」の基礎になる出発点です。それは、私たちの生の個別性に寄り添いながら、世界がどのようなかたちで存在し、時間変化していくかということについての認識のとっかかりを与えます。偶有性の中には、世界の中の規則とランダムさが、未分化のまま、私たちの生命の躍動（エラン・ヴィタール）と結びついたかたちで潜在しています。ニュートンの運動法則におけるような明確な規則性も、サイコロ振りにおけるような純粋なランダムさも、偶有性からの純化のプロセスの結果生み出される、スペクトラムの両端のような存在です。私たちは、世界の中の偶有性を知覚することから、世界知の構築を始めるのです。

セレンディピティは、従来の「正解を学ぶ」という学習のイメージを超えた、新しい学習のモデルを提示してくれる点でも、注目されます。

学習とは、教室の中で答えの決まったドリルをやることだけではありません。先に見たように、脳の中の神経細胞の間の結びつきは、つねに変化し続けています。脳は、いわばつねに学習し続けているのであり、その中で、「鯉」がやがて「竜」になるような変化が訪れることが実際にあるのです。

学習の機会は、日常生活の思わぬ局面で訪れます。街を歩いていて、ふと耳にした音楽や、集会で偶然出会った人の話。新聞でたまたま目にした記事。家の近所を散歩していて、気づいたこと。

日常の行為をくり返す中で、偶然出会う体験の中に隠れている偶有性を私たちの脳が整理する中で、思わぬ発見がある。その発見が「私」を変えていき、ときには自分自身の人生を変える劇的な変化をもたらす。そのような、人生における絶えざる学習のプロセスの中に埋め込まれているのが、セレンディピティなのです。

今日のように急速に変化する時代には、ある一定の知識を身につけておけばそれで一生十分ということはありえません。むしろ、**自分の脳をオープンにしておいて、いつでも生きるうえで必要な何かが入ってくるように、スペースを空けておく必要があります。**そして、その必要な何かとの出会いがあったら、それに気づき、受容する必要があります。そのようなプロセスは、まさにセレンディピティそのものです。

現代における教育とは、一人ひとりの人間が一生それぞれのセレンディピティを追求していけるような、基本的素養を身につけさせることを意味するのかもしれません。もちろん、そうすることが、私たち一人ひとりの生の充実にもつながることはいうまでもありません。

セレンディピティは、偶然と必然の交差点としての偶有性の中から生まれてくる、私たちの生命の「証し」だということができるでしょう。

†大発見を支えるセレンディピティ

科学は、人間が世界とのかかわりの中から出会う体験を脳の中で整理していくプロセスを体系化したものです。その意味で、偶有性からの学習プロセスの中に位置づけられるセレンディピティと、科学の間には深い関係があることが推定されます。実際、今日、セレンディピティが注目される一つの理由は、それが科学的発見のプロセスを説明する有力なモデルだからです。

しばしば、私たちは、科学とは偶然性を排除した論理的な推論のプロセスのことであると考えがちです。「意外な場所で素敵な恋人に出会う」というような偶然な出会いは、科学においては中心的な役割を果たしえないと思いこんでいる人が多くいます。たとえ時折、偶然が科学上の大発見をもたらしたというニュースに接したとしても、ついつい、そのような事例は論理性を重んじる科学においては例外的なことであり、科学の本質とは関係がないと片づけてしまいがちです。

ところが、科学の歴史をさまざまな思いこみを排してありのままに見ると、セレンディピティこそが、科学上の発見を支えてきたことが明らかにされます。とりわけ、それまでの考え方を一変させるような大発見には、必ずといっていいほど偶然の幸運に出会う能力が関与しているのです。セレンディピティこそが、科学を支えてきたというのは、イデオロギーでもファンタジーでもありません。それは、厳然たる経験的事実なのです。

たとえば、最近の日本人の自然科学におけるノーベル賞受賞者四名（白川英樹《しらかわひでき》、野依良治《のよりりようじ》、小柴昌俊《こしばまさとし》、田中耕一《たなかこういち》の各氏）のうち、少なくとも三人においては、受賞対象となった研究においてセレンディピティが重要な役割を果たしています。

白川英樹さんの「電導性プラスティック」の発見は、実験中に誤って資料を焦がしてしまったことがきっかけになりました。田中耕一さんのタンパク質の質量分析法の開発においても、試料を間違って混ぜてしまったことがきっかけになっています。

小柴昌俊さんのセレンディピティは、宇宙的な広がりをもっていました。小柴さんは、神岡鉱山の採掘後につくられた巨大な「カミオカンデ」と呼ばれる装置でニュートリノをとらえ、世界的な業績をあげました。そのきっかけが、セレンディピティだったのです。

もともと、カミオカンデは原子核の中にある「陽子」が崩壊するプロセスをとらえるために計画、建築されたものでした。「大統一理論」と呼ばれる物理学の理論において、陽子は長い時間の間には崩壊して、その際にニュートリノが放出されることが予言されていたのです。

ところが一九八七年二月二三日、地球から約一五万光年離れた大マゼラン星雲で起きた超新星爆発が地球上で観察されました。この超新星爆発で生じたニュートリノが、カミオカンデに貯えられた三〇〇〇トンの水の中を通過し、その際に水と反応して放出された「チェレンコフ光」が検出されたのです。この偶然の観測が、ニュートリノ天文学と呼ばれる新分野を切り開き、その功績に対して小柴さんはノーベル賞を受賞しました。

カミオカンデの当初の目的だった、陽子崩壊によるニュートリノは、今日に至るまで観測されていません。つまり、小柴さんの発見は、「Aを探していて、それとは違うBにたまたま遭遇する」という典型的なセレンディピティだったのです。

このように、科学におけるセレンディピティは、私たち日本人にとっても、きわめて身近な存在なのです。

時代をさかのぼると、多くの科学史に残る発見が、セレンディピティによってなされたことがわかります。

たとえば一八世紀、イタリアのガリヴァニが「動物電気」を発見したのも、セレンディピティでした。スープをつくろうと思って台所においてあったカエルの足に、偶然金属が触れ、足の筋肉が収縮したことをガルヴァニは見逃さなかったのです。

レントゲンによる「X線」の発見も、セレンディピティでした。レントゲンは、「クルックス管」と呼ばれる真空放電管を使った実験中、放電管と蛍光板の間に手を入れると、手が透けて、骨が映ることを偶然発見したのです。放電管から出る目に見ることのできない波長の短い電磁波が、蛍光板に当たって可視光に変換された結果、骨が透けて見えたのです。指輪をつけた夫人の手を撮影した写真は、当時のヨーロッパに一大センセーションを起こしました。

このように、科学の発見におけるセレンディピティの役割の例を挙げていけば、きりがありません。従来の世界観、自然観をくつがえすような大きな発見であればあるほど、そこにはセレンディピティが介在しています。

まさに、科学はセレンディピティによって発展してきたといってもよいのです。

†恋人に出会う能力と科学的発見の能力は同じ

科学における発見が、それまでの常識では予想できないものであるほど、それを「ねらって」できるものではないことは当然です。科学上の大発見が、論理的な演繹の結果ではなく、本人も予想していないような偶然の出会いによって支えられているという厳然たる事実は、一見意外な印象も受けますが、よく考えてみれば、発見の構造に根ざした論理的必然であるともいえるでしょう。

孔子の言葉にもあるように、人生とは絶えざる変化の連続です。その過程で、往々にして、それまでの自分の人生の軌跡からは予見できないような要素が新しい発見をもたらしてくれるものだとすれば、セレンディピティは、科学だけの問題ではなく、すべての人にとっての重大な関心事であるということになります。

「行動し、気づき、受容する」

先に挙げたセレンディピティを支える要素は、科学に限らず、すべての人生の営みにおいて大切なものです。そして、ここにこそ、科学のような「世界知」と、私たちが一人称の人生を生きるうえでの「生活知」の間を橋渡しする契機があるといえるでしょう。

偶然素敵な恋人に出会う能力と、偉大な科学的発見をする能力は、実は同じである。

まるで、一般の人びとに科学を売り込むための週刊誌記事の見出しのようなフレーズです。しかし、その中には人類がここまで歩んできた道のりに根ざした、深い叡智が込められています。一見、水も漏らさぬ合理的な営みのように見える科学も、その発見のプロセスの中では、素敵な恋人に出会うときのような驚きとときめきに満ちたセレンディピティを通して成長し続けているのです。

人生の偶有的体験の中に潜む秩序への萌芽《ほうが》をつかむことが、人間にとっての重要な認知的課題です。そのようにして脳を「整理」することは、素敵な恋人との出会いから歴史に残る科学的発見まで、人生のきわめて広いスペクトラムの生き方にかかわるテーマなのです。

†「脳」整理法がもたらす「アハ！」体験

人生における「出会い」は、物理的には短い時間のうちに起こることが多いようです。「セレンディピティ」のきっかけになるプロセスも、物理的には、ぱっと始まって、ぱっと終わることが多いでしょう。

しかし、「セレンディピティ」は、必ずしも瞬間的に完結するものではなく、ときに、長い時間をかけた「脳」整理のプロセスを経て、ゆったりと育まれるものでもあります。「気づき」をきっかけにした長い「受容」のプロセスがあり、その中で、ふたたび「気づき」の瞬間が訪れることもあるのです。実際、セレンディピティのプロセスが完結する際には、脳の中で無意識に、ゆっくりと時間をかけて進行する体験の整理のプロセスが大切な意味をもちます。

人間の脳の創造性は、「アハ！」(aha!) 体験と呼ばれる短い時間の中に起こる出来事によって支えられています。脳の中で何かを思いついたときに、脳の神経細胞が短い時間、同時に活動し、たった一回で本質的な変化を生み出す学習体験が起きるのです。このような**瞬時の創造的体験は、脳が環境との相互作用の中での偶有的関係性を整理していく、ゆったりとしたプロセスの末に起こる**ものと考えられています。

ときには、セレンディピティのきっかけになる出来事があって、すぐに「アハ！」が起こることもあるでしょう。その一方で、ゆっくりと時間をかけて、あるとき突然その体験の意味に気づくこともあるでしょう。「アハ！」の気づきが、何年もあとに訪れることでさえ、あるかもしれません。そのようなときにも、脳の中では、無意識のうちの体験の整理という「受容」のプロセスは、静かに進行しているのです。

以前、私が参加した国際会議で、ある研究者が面白いことをいっていました。ノーベル賞委員会は、「アハ！」検出器だというのです。誰の脳で最初に「アハ！」が起こったかにもとづいて、受賞を決めるのが、ノーベル賞委員会の仕事だというのです。

田中耕一さんが受賞したとき、学会での知名度などに関係なく、誰が最初にタンパク質の質量分析の方法を思いついたのかを徹底的に調査したノーベル賞委員会の執念が話題になりました。ノーベル賞委員会は、受賞対象となったタンパク質の質量分析の方法についての「アハ！」体験が世界で最初に起こったのは、田中耕一さんの脳の中だった、ということを突き止めたわけです。

その、ノーベル賞のきっかけになった田中さんの「アハ！」体験が、セレンディピティによってもたらされたという点に、私たち人間が置かれているこの偶有的な宇宙の、なんとも味わい深い性質があります。現代における「世界知」の骨組みをなす科学も、そのような偶有的宇宙の味わいの中から、育まれてきたのです。

第6章

「自分」を離れて世界を見つめる

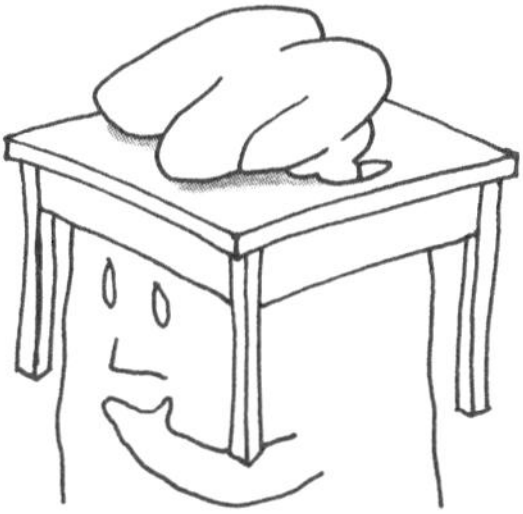

第1章で、科学的世界知から、私たちが生きるうえで参照すべき「生活知」は、ダイレクトに導き出すことができないということを見ました。

科学は、基本的に世界を統計的真理において把握します。そのような科学的「世界知」は、0か1かの個別を生きなければならない私たちの「生活知」とは異なります。また、第2章で見たように科学における時間とは、宇宙の全歴史を俯瞰《ふかん》して見るような「神の時間」であり、私たち一人ひとりが生の文脈の中で引き受けているような「人間の時間」とは違います。

しかし、だからといって、生きることと科学的方法論が対立するわけではありません。実際、現代をよりよく生きるための「脳」整理法のほとんどは、科学的世界観とどう折り合いをつけるか、科学的世界観をどう使いこなすかという点にかかっています。

先に、統計的真理を扱う科学における「世界知」から、一人称の人生を引き受ける「生活知」は、ただちには導かれないと述べました。しかし、人間がいかに生きるかという命題を追求するうえでも、科学的知見を無視したり、敵視したりするのは愚かなことです。そもそも、現代において科学的方法論を理解しないで展開される知恵は、私たちが生きることを本当に助けてはくれません。

どうせ生きるなら、最新の、そして最も洗練された知的道具を使って生きたいものです。

この章では、科学の世界知のあり方が私たちの人生の生活知に与えてくれるさまざまな恩恵、すなわち、**「科学の恵み」**について考えたいと思います。

†「脳ブーム」は自己愛的？

現代の「脳」ブームの背景には、現代人の自己中心主義がある、という指摘を聞くことがあります。

ある先輩科学者からは次のようにいわれたこともあります。

「一昔前の科学は、宇宙の果てには何があるか、生命の起源は何かなど、人間から遠く離れた問題を扱っていたのに、最近は科学といってもやれバイオだ、ナノだと応用の問題ばかりで情けない。脳に対する関心も、要するに人間の身の丈にあっただけの話で、本来の科学的精神からすれば堕落にすぎない」

確かに、科学の本来の受けもち領域は、「人間の身の丈にあった」領域よりも広いものでした。人間理解のための知の探究はもちろん貴重なものですが、人間だけにとらわれてしまっては広い世界を見失います。先に紹介した小柴昌俊さんの宇宙的スケールでのセレンディピティのように、一五万光年先の天文学的事件（そもそも、何か起こってもその情報＝光が地球に届くまで一五万年かかるわけですが！）もがかかわってくるのが、本来の「科学」なのです。

ルネッサンスは人間中心主義だといわれますが、それは人間の潜在能力を解放するという意味であって、人間のスケールの問題だけを考えるということであるはずがありません。

脳を鍛えることは、確かに大切なことですが、その結果生じる変化は、あくまでも「自分の脳」に起こることであって、広い世界がすぐにどうなるわけでもありません。それでもよいのだ、むしろ、自分の脳がどのようなかたちで働いてくれるか、それこそが現代の平均的人間の一番の関心事なのだということも十分ありうる話です。**黙々とジムでマシンを使ってトレーニングする人たちに通じる、ちょっとナルシスティックな感覚も、昨今の「脳ブーム」周辺には見受けられます。**

もちろん、脳は世界を認識するうえでの「ハブ」(中心軸)となる大切な臓器です。人間の認識する世界は、しょせんは脳の一〇〇〇億の神経細胞のつくり出す「脳内現象」であるという考えは、哲学的、かつ冒険的考えというよりは、冷然たる事実でもあります。

結局は、世界がどんな場所であるか、ということは、世界がどんな場所であるように見えるかということと無縁ではない以上、脳に対する関心の高まりは、やはりそれなりに意義があるということができます。

その一方で、客観的な立場から広大な世界を見れば、脳という小宇宙(ミクロコスモス)

が、大宇宙（マクロコスモス）の一部分でしかないことも事実です。「森の中で木が倒れても、誰もそれを聞いていなければ音はしなかったのと同じだ」と言い張ったとしても、虚しいだけです。観測者がいなくても、空気は振動し、木の葉は揺れたに相違ない。脳のことばかりにかかわり合い、独我論に陥ることほど、世界の豊饒に目を閉ざしてしまう愚かな行為はありません。

アインシュタインは、「人間の価値は、何よりもその人がどれくらい自分自身から解放されているかということで決まる」という言葉を残しました。ますます緊密に結びついていく現代の地球社会における人間の価値は、何よりも、いかに自分だけの立場にとらわれないでいることができるか、異質で、ときには違和感をさえ覚える他者を排除せずに、自分を耕す肥やしとして尊重できるか、その点にこそかかっているということができるでしょう。

脳に対する関心を、独我論に陥らせないための解毒剤として、科学ほどに強力なものはありません。**科学とは、つまるところ、自分というものにとらわれずに世界を見るためのアートだからです。**

そして、科学は、世界の森羅万象についての知識を整理し、世界知と生活知を統合するうえでも本質的な役割を果たしていくのです。何よりも、現代における「脳」整理法には、その中核の部分にやはり科学がなければなりません。

†「科学」の恵み

誰でも、自分自身がよりよく生きることには重大な関心があります。その一方で、アインシュタインの箴言が示すように自分がよく生きるということは、他者がよりよく生きられるように配慮するということでもあります。

人間の置かれている大いなるパラドックスの一つは、自分自身のことを本当に顧慮しようと思ったら、一度は自分を離れてみなければならないという点にあります。科学とは、まさにこの「一度自分の立場を離れてみる」という脳の使い方を通して、多くの恵みを人類にもたらしてきたのです。

現代文明は、科学的知識なしには成立しません。科学は、現代の人類の「世界知」のど真ん中にあります。たとえば、「ロマンティック」な出来事は、確かに「自分」という立場を離れてはありえませんが、現代のロマンティックは、多くの科学の恵みを吸収して育ってもいるのです。

恋人とバリ島のビーチに旅行すること自体は、ロマンティックなことであり、科学とは関係がないことと思えるかもしれません。しかし少し反省してみると、たとえばインターネットでパックツアーを検索し、予約したり、クレジットカードで決済したり、さらには当日空港に行き、飛行機に乗り、ビーチにたどり着くまで、ありとあらゆる局面で「世界知」を支える骨組みとしての科学および技術のお世話になっていることがわかります。

もちろん、いったんバリ島のビーチについてしまえば、後はまさに「二人だけ」の世界です。そんな場所まで来て、科学のことを考えているのは、よっぽど変わり者の科学者だけでしょう。ひょっとしたら、恋人に振られてしまうかもしれません。しかし、どんなに科学に無縁なように見える人でも、実は、多くの局面で科学と直接、間接の接点を持っているのです。現代人の生活は、九九パーセントが科学技術に支えられていて、だからこそ残りの一パーセントが輝く、そのような構造になっているといってもよいのです。関係の科学の恵みなしには、ロマンティックな冒険さえ成り立たないのが現代なのです。

昨今の日本のように、情緒的な科学離れが進む事態は、実にゆゆしきことです。「私は数学が苦手」だとか、「科学みたいなことよりぃ、私、ロマンティックなほうがいい〜」とのたまっている人の顔を、私はまじまじと見て、それから静かに諭してやりたいと思います。

「科学の恵みに感謝して、科学的精神をきちんと育んでおかないと、その肝心な、ロマンティックな生活自体を失うことになるよ」と。

血液型人間学や心理テストのような、情緒的で科学的根拠の希薄な「お話」は、実はロマンティックな生活の足しにはなりません。一見冷徹に見える数理の世界のほうが、よほど現代人のロマンスを支えています。

科学のあり方自体は、二〇世紀の後半から急速に変化してきました。物質から情報、さらにはシステムへと、科学的研究の対象の中心は変わってきたのです。脳科学が注目されるのも、「個々の情報からシステム」へと変化する科学の研究対象の真ん中に、脳が存在しているからに他なりません。

探究の対象は変化しても、科学を支える思考の原理は、実は変わっていません。それはすなわち、論理を貫くこと、そして経験から学ぶことです。前章で議論した「セレンディピティ」は、経験から学ぶという科学の本質が、宝石のような美しいかたちで表れたものです。

論理と経験を大切にしてこそ、世界についての知識を科学的に整理することが可能になり、一パーセントのロマンスを支えるための九九パーセントの数理とテクノロジーの世界を構築する道が開かれるのです。

†「自分」を離れて世界を眺める

科学的世界観とは、理想的には、**あたかも「神の視点」に立ったかのように、自らの立場を離れて世界を見ること**によって成り立っています。そのことを、科学者たちは、**「ディタッチメント」**(detachment)をもって対象を観察する、と表現します。「ディタッチメント」は、もともとイギリスの経験主義科学を特徴づける言葉です。日本語に訳せば、「認知的距離」ということになります。ディタッチメントは、科学者に限らず、複雑な現代について自分の脳を整理し、活用していこうというすべての人にとって、たいへん参考になる考え方なのです。

ディタッチメントは、すべての科学者が多かれ少なかれ身につけている態度です。たとえば、ある理論をめぐって議論するときにも、その理論が誰によって提出されたか、どのような学派によってサポートされたかということには関係なく、客観的に見ることができる。そのようなディタッチメントの態度をとれることを、科学者たちは誇りに思っているのです。

私は、一九九五年から二年間、イギリスに留学していました。ケンブリッジ大学トリニティ・カレッジのハイテーブルや、生理学研究所のティールームで交わされる議論は、まさにディタッチメントの気配に満ちていて、ときに感動的ですらありました。

もちろん、科学者とて人間ですから、自分の提唱している説や理論がかわいくないはずがありません。ノーベル賞学者が、自説を批判され、顔を真っ赤にして反論している様子も目撃しましたし、他人の発表したデータのうち、自説に有利なものを恣意的に選択するような、ゆゆしき振る舞いもしばしば見られました。

しかし、そのような、ときには猥雑《わいざつ》で醜い現実と、「科学はこうあるべきだ」という理想とは違います。実際、たとえ自説について議論する際にも、ディタッチメントをもって、それが自分によって提出されたということを忘れたかのように、公平、かつ客観的に論ずるべきだという態度は、多くの科学者によって共有されているように見えました。この重要な点を、科学的理論は社会的に構成されたものであるとする「社会構成主義」論者は見落としているように思います。

「この理論は、あそこは長所だけど、ここはまだ弱いね。この部分は実験データによってサポートされているけれども、あの主張はまだ裏づけがないね」

あたかも、自分の目の前の机の上に置かれたオブジェを眺めながら、みんなで「ここはちょっと出っ張っている。ここは引っ込んでいる」と議論しているかのような、ある意味では狂気とさえいえるような静かなディタッチメントの雰囲気が、科学者たちの議論の現場にはありました。その点こそに、少なくともイギリス経験主義における科学の最良の伝統があるということを、私は思い知らされたのです。

ディタッチメントをもって世界を眺めるということは、一つの生活知でもあります。「何が何でも私が」というむき出しの自己主張をお互いにぶつけ合うのでは、うまく生きることはできないのです。**ディタッチメントを生活の中にほんの少し処方するだけで、静かで美しいライフスタイルを見出すことも可能であること**を、私はケンブリッジの科学者たちを見ていて学びました。

「オックスフォード大学を出た人間は、世界は自分のものだと思う。ケンブリッジ大学を出た人間は、世界が誰のものでもかまわないと思う」

私が、イギリス留学中に耳にしたジョークです。オックスフォード大学は政治家や企業の経営者を、ケンブリッジ大学は自然科学者を輩出しているというスクールカラーの違いを背景にした箴言ですが、科学におけるディタッチメントとはどのようなものかということをよく表現しています。

†二つの思考ツール

ディタッチメントは、経験主義科学のもたらした光り輝く宝石のようなものです。科学の成果など全く知らなくてもいいし、アインシュタインの一般相対性理論の方程式を解けなくてもかまいません。ただ、「ディタッチメント」が何であるかを理解し、それを生活の中に少し取り入れるだけで、個人の生活も社会も、ずいぶんと変わるはずです。ディタッチメントがそれだけ大切な価値をもつのは、それが人の世で稀少なものだからです。実際、科学を一歩離れると、ディタッチメントが尊重される精神的雰囲気は、しだいに希薄になっていきます。

目の前の理論が、誰によって提出されたものでも、それは議論には影響しない。そのような科学における「ディタッチメント」の美意識とは異なる態度が、ある種の思想上の議論においてはしばしば見られます。もっとも、これは、必ずしも思想家が科学者に劣るということを意味するのではなく、思想家の現場が科学者のそれとは違うということに由来しているのです。

自説を擁護し、プロモートするために政治的な配慮をするということは、思想界においては普通のことのようです。ある著名な若手の思想家が「論壇においては、誰がどのメディアに書いているかということが、書いている内容と同じくらいの意味を持っている。そこが自然科学とは違うんだ」と気炎を吐いているのを聞いたことがあります。

確かに、思想界においては、人とその思想の間の距離が自然科学と比較して小さく、思想が世に出ることは、その人が世に出ることと往々にして区別がつきません。そのことがまた独特のカルチャーをつくっていることは事実のようです。

さらに重要な点ですが、思想における議論においては、ときに、**「パフォーマティヴ」**と呼ばれるような態度がとられることがあります。「パフォーマティヴ」とは、事実もしくは真理にもとづいて自分の議論を淡々と述べるのではなく、それが論壇において、あるいは現実社会においてどのような効果を与えるのかを、あらかじめ計算して言葉を選ぶ態度を指します。

たとえば、憲法問題を論ずるときでも、憲法をめぐる議論の「真理」がどこにあるのか、純粋にその認識に寄り添ってものを考え、発言するのではなく、そのときどきの社会や論壇の状況をふまえて、「最も効果的」な発言を工夫し、発表する。そのような態度を、「パフォーマティヴ」と呼ぶのです。「思想の社会的身体」とでも言い換えられるかもしれません。

もともと、「パフォーマティヴ」とは、たとえば「これにて開会式を終わりにします」という宣言のように、単なる事実の記述ではなく、そのこと自体によって一定の効果が生じるような発言を指します。自然言語には、「パフォーマティヴ」な効果をもたらすような一般的性質（志向性）がやどっています。思想は、そのような自然言語の潜在的可能性を十分に生かそうとします。その点に、できるだけパフォーマティヴな効果を伴わないかたちで言葉を使おうとする科学との違いが表れています。

思想家がときにパフォーマティヴであるのは、科学者に比較して知的良心に欠けているからではなく、思想というのがまさにそのような現場だからです。逆に、思想的立場からいえば、科学者のように、あるかどうかも絶対的な意味ではわからない「客観的真理」なるものに頼ってもいられない、ディタッチメントなど維持できないという気持ちもあるのでしょう。

実際、たとえば憲法問題のようなきわめて政治的、そしてある意味では現実的な問題において、一言居士のように「真理」だけを説いていればよいのかどうかは疑問です。「真理」だけ見ていても、なかなか「思想の社会的身体」は見えてこないからです。

むしろ、思想がその方法論的道具箱の中に持っているパフォーマティヴな自然言語の用法を十二分に生かすことが、人間の「生活知」における重要な課題であるとさえ思われます。

その一方で、憲法問題のように、ついついアタマがカッカして、パフォーマティヴな言説が飛び交いがちなテーマにおいてこそ、「それが誰によって提出された説であるかは問わない」という科学者のディタッチメントの精神が生きる局面もあるはずです。

†ディタッチメントを生活の中に処方しよう

知的な存在である人間は、日常生活の中でさまざまな知を運用していきます。その中には、科学に代表されるような「ディタッチメント」によって特徴づけられるような知もあれば、ある種の思想に代表されるような「パフォーマティヴ」な知もあります。ディタッチメントか、それともパフォーマティヴかということは、決して二者択一の問題ではなく、私たちの生における現場の文脈いかんで、その比較優位が変わってくるはずのものです。

思想における言葉の使われ方のような「パフォーマティヴ」な知こそが、生活の多くの現場において私たち人間の生命の躍動（エラン・ヴィタール）に近いように感じられることも確かです。たとえば、人間関係における言葉の用法は、ほとんどがパフォーマティヴなものです。「愛している」「君を支持する」「いっしょにご飯を食べに行こう」「もうそろそろ帰ろう」。先に、コンピュータに比べ人間がすぐれている点として、コミュニケーションと創造性を挙げましたが、言葉のパフォーマティヴな側面を効率的に駆使できることこそが、人間らしいコミュニケーションの要諦《ようてい》であるようにも思われます。

もともと、人間はきわめて社会的な存在です。「私」という存在の中には、さまざまな社会的な関係性が串刺《くしざ》しにされています。私たちは、一人ひとり、パフォーマティヴな言説にまみれて日々を暮らしているのです。

その一方で、科学が到達した、「ディタッチメント」という知的態度が有効に機能する場面もあるはずです。一人の人間として、この巨大で複雑な世界についての考え方を整理する局面だけではなく、他者とのコミュニケーションの現場でも、ディタッチメントが有効な点は必ずあると考えられます。

とりわけ、今日のようにグローバルな結びつきが強固になる中で、ときに異なる宗教、言語、文化の間で緊張関係が高まることもある時代においては、いたずらにパフォーマティヴな言説の海に溺れることなく、世界の現状をあたかも机の上のオブジェを見るがごとく、ディタッチメントをもって観察し、思考する態度がどうしても必要になると思われるのです。

ディタッチメントを時折処方するよう試みることは、科学的な「世界知」の最良の部分を私たちの「生活知」に生かすうえで、最も重要な道筋ではないでしょうか。また、現代の多様な事象に対する自分の知識を整理する「脳」整理法においても、科学者が大切に育んできたディタッチメントは、参照すべき座標軸を提供していると、私は考えるのです。

第7章

「他人」との関係から脳が育むもの

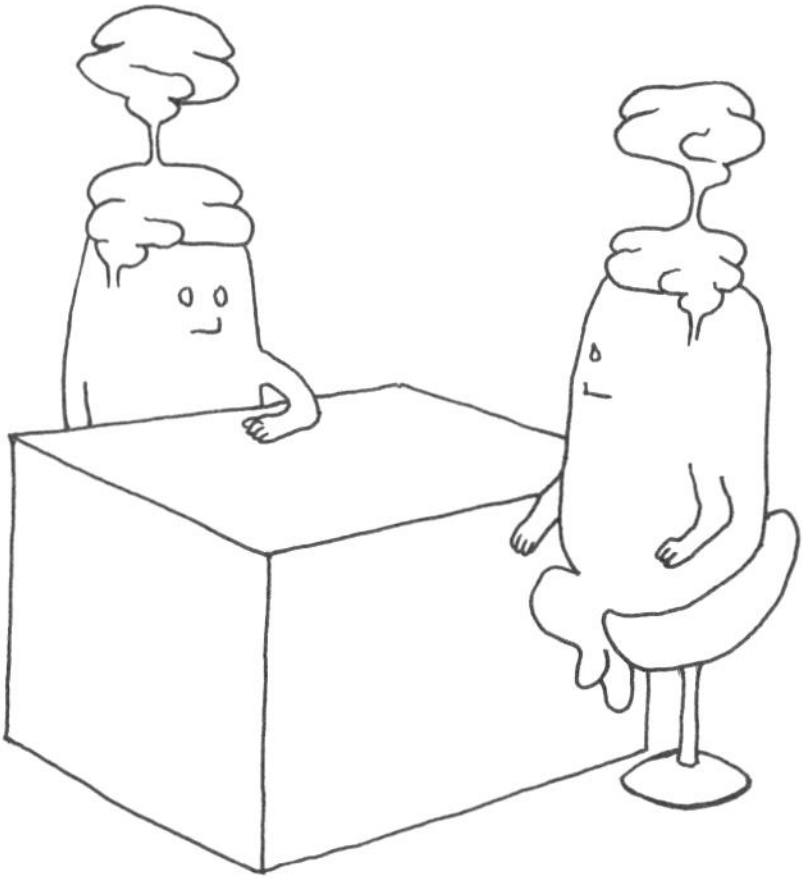

†「神の視点」を仮想する脳

前章で見たように、私たち人間が生きるうえでの「生活知」に対して科学が与えてくれるヒントの核心は、自らの立場をとりあえず離れて、ディタッチメントをもって客観的な視点からものごとを見ることができる点にあります。

ディタッチメントの究極のかたちが、「神の視点」だということができるでしょう。現代物理学の立場では、世界全体を見渡す「神の視点」を仮想し、その中で人間の身体を含むすべての物質が、あらかじめ定められた自然法則に従って時間変化していきます。その場合の時間とは、もちろん、宇宙の全歴史をその座標軸の中に収める「神の時間」です。

このような「神の視点」という概念の中に、警戒すべき形而上学の気配があることは、否定できません。そのような視点を仮定することが、そもそもどうして可能なのか。「神の視点」という考え方は、多くの問題を解決する道具になると同時に、別の深刻な問題を喚起せざるをえないのです。しかしながら、「神の視点」という概念は、多くの問題点を抱えながらも、人間が世界と行き交う中で体験するさまざまなことを「整理」していくうえでは、きわめて重要な役割を果たす、画期的な「発明」だったことは事実です。

『国富論』を著したアダム・スミスは、「神の見えざる手」というメタファーを援用して有名になりました。**「神の視点」のような仮想的存在を置くことによって構築される「公共的」な空間は、科学だけでなく、さまざまな分野において欠かせない理論的道具になっています。**

もっとも、個別の生活者の立場から見れば、「神の視点」によって切り開かれる公共的空間が、生活知としては容易に接続できない存在であることも事実です。

進化論をとなえたチャールズ・ダーウィンは、自宅の庭でミミズを観察していて、今日でいう「アフォーダンス」の概念に到達しました。「アフォーダンス」を含むジェームズ・ギブソンの「生態心理学」の考え方は、あくまでも生活者の「有限の立場」に立ち、いきなり「神の視点」を据えるやり方とは一線を画します。

確かに、ミミズにとっては、その身体の表面をもって接触する土が全世界であり、自分がのたくる様子を上から鳥瞰《ちょうかん》しているダーウィンの視点など、知ったことではないのかもしれません。もちろん、ミミズの生に寄り添って考えれば、体表で接触する土が全世界であっても何の不都合もないわけです。ミミズの生活知は、自分が土の上をのたくっているところを見下ろす「神の視点」よりも、土との接触がもたらすアフォーダンスによって構成されていることでしょう。

自らの生に寄り添って生きる、「有限の立場」は重要です。そこには、たくさんの光り輝くような生活知が埋まっています。その一方で、人間は自分たちの住む全世界を、あたかもミミズを観察するダーウィンのように見渡している仮想的な「神の視点」を手に入れることにも成功しました。そのような立場に立って、宇宙の全歴史を一気に見渡すかのように記述する立場を可能にした現代の科学の世界知も、また貴重なものです。たとえ、それが自らの存在の卑小さを一時的に棚上げしたものであっても、前章で見たように、そこには確かに守るべき価値があるのです。

私たちは、自らの生に寄り添うことも、それを一時的に棚上げすることも知っています。どちらかに徹しなければ、不徹底だということはありません。むしろ、**自らの生に密着した私秘的な視点と、擬似的な神の視点のもとでの公共的な視点の双方を行き来することができる点にこそ、私たち人間のすばらしい可能性が秘められているのです。**

†他者の視線は「脳内報酬」

ところで、「神の視点」はどのように獲得されたのでしょうか？　このような、伝統的な意味での形而上学に属することについて、脳科学が現時点でいえることはきわめて少ないのです。それでも、従来の知見と、そして現在の研究動向をふまえてあえていえば、「神の視点」は、成長の過程で「自我」の成立を助ける「他者」からの視線を通して、そのアナロジーから形成された可能性が高いとはいえます。

成長の過程において、私たちは、他者の視線なしには自我を形成していくことができません。**「私」を育み、維持していくためには、他者から見られること、是認されることを必要とするように人間はできているのです。**

昆虫のように、この広い世界の中に生まれ落ちてすぐに個体として生きていくことができる生物種にとって、他者の意味は人間とはかなり異なります。昆虫が他者を切実に必要とするのは、補食するためか、あるいは有性生殖のパートナーとしてだけかもしれません。

一方、哺乳類の一種である人間は、生まれ落ちてすぐに、他者による自己の是認を生存のために必要とするべく、条件づけられています。新生児にとっては、自分の母親をはじめとする保護者が、ちゃんと自分の世話をしてくれるかどうかが最大の問題です。もちろん、たいていの母親は、新生児を愛し、自ら進んで世話をするように本能によって傾向づけられていますが、中には例外的な行動をとる母親もいることは、さまざまな事件の報道を通して私たちの知るところです。

母親は、あくまでも自分とは別の他者です。他者は、必然的に偶有性を内包しています。たとえ、基本的には愛情をもって接するという本能が定めた「規則」があったとしても、ときには例外的で意外な行動をとることもあります。新生児は、潜在的に不安定な立場に置かれています。母親の笑顔や、泣いたときの反応の早さで、つねに愛情を確認し続けなければならないのです。

「目は口ほどにものを言う」ということわざがあるように、人間どうしのコミュニケーションにおいては、目と目を合わせることが重要です。「アイコンタクト」が、お互いの存在を認め合っているというシグナルになっているのです。相手が目を合わせようとしない場合、自分のことを嫌っているのではないか、何か怒っているのではないかと心配になります。アイコンタクトを通して、私たちはお互いの存在を認識し、是認しているのです。

新生児と母親とのコミュニケーションにおいても、アイコンタクトは重要です。新生児は、生後すぐに母親が見つめて微笑みかけると、微笑みかえすことが知られています。もちろん、まだ目ははっきりとは見えていないわけですが、そこには緩いかたちでのアイコンタクトが成立しているのです。

成人を対象にした研究では、**魅力的な相手とアイコンタクトが成立すると、脳内報酬を表現する神経伝達物質であるドーパミンを放出する神経細胞の活動が上がる**ことが知られています。ファーストフードの店で、「スマイル0円」と表示してあることがありますが、まさに、目と目を合わせること自体が、脳に対する報酬となっているのです。

もちろん、ここでも、他者はあくまでも偶有的な存在としてあり、また偶有的だからこそ、訴求力をもちます。アイコンタクトにしても、ずっとそれをしっぱなしというのは、報酬的ではありません。「いないいないばあ」をすると喜ぶのは、そこに「いつアイコンタクトが成立し、ふたたび解消されるかわからない」という偶有性が存在するからです。

成人同士でも、魅力的な異性とのアイコンタクトが報酬的なのは、それが偶有的であればこそです。ふと、そちらのほうを見たときに、向こうもこっちを見ていて目があうと、脳内の報酬系が活性化します。その一方で、たとえ魅力的だと思っても、ずっとアイコンタクトをしたまま目をそらさない相手は、報酬的であるというよりは、むしろ不気味です。

完全に規則的にアイコンタクトが行われるのではなく、またランダムな時間スケジュールでアイコンタクトが成立するのでもなく、ある程度予想がつき、ある程度は期待を裏切る偶有性がそこにあるからこそ、人間は、新生児から大人まで、他人とのアイコンタクトに心を惹かれるのです。

†人はどのように「神の視点」を手に入れたか

私たちは、社会や国家といった、多数の人間が集まって形成される公共的概念を考える際、一足飛びに大文字の概念を立ててしまいがちです。

しかし、人間の発達の過程を考えると、「公共性」の最小単位は「二人」だと考えたほうがよさそうです。幼少期に、自分に愛情をもって向き合ってくれた母親をはじめとする「他者」が、私たち人間にとって、自分を含む世界の公共性に気がつく最初のとっかかりになっているのです。

他者とのかかわりを通して「公共性」に到達するプロセスを考えるうえで重要なのが、**「私」の心と「他者」の心に対する「気づき」が、発達の過程で鏡に映したように同時に出現してくる**という事実です。

他者が、心の中で何を考え、何を感じているかを推定することができる能力を、「**心の理論**」といいます。さまざまな研究によって、だいたい四歳くらいで、他人が心をもった存在であることに気づき、「心の理論」の課題にも正解することができるようになることがわかっています。それとほぼ同時に、自分もまた心をもった存在であることに気づき、自意識が芽生えるのです。

一九九六年に報告された「**ミラーニューロン**」は、このように鏡に映したように他者の心と自分の心に対する気づきが発達してくるメカニズムと関係していると考えられています。

ミラーニューロンは、猿の脳の前頭葉の運動前野から発見されました。この神経細胞は、猿が自らある行為（手を伸ばして餌をとり、自分の口に運んでくる）をするときにも、他者が同じ行為をするのを見ているときにも、鏡に映したように同じように活動するのです。その後、人間の脳からもミラーニューロンに相当する活動をする領域が発見され、その領域を含む脳のシステムが「ミラーシステム」と名づけられました。
人間のミラーシステムが重要なのは、それが、「他者」と「私」の心の状態を関連づけるリンクの役割を果たしているということです。人間は、社会や国家などの大きな公共的集合をつくりますが、その基礎には、ミラーシステムを通して結びつけられた「他者」と「私」の関係があると考えられます。

さまざまな公共的空間の形成や、あるいはニュートン以降の近代科学において重要な役割を果たしてきた仮想上の「神の視点」は、以上のように発達の過程で慣れ親しみ、重要な意味をもってきた「他者の視点」、および、それがミラーシステムを通して変換された「自己の視点」からのアナロジーによって成立しているというのが、脳科学、認知科学の現時点での知見にもとづく仮説です。このような立場からは、「神の視点」は、「他者の視点」でありながら、同時に「自己の視点」であるというダブル・バインドな存在であると考えられるのです。

「神」というものは大文字の存在であり、また宇宙全体と比較されるべき公共的な存在です。しかし、その「神」が起源において、たとえば母親とのアイコンタクトの経験に根差した、きわめて私秘的な存在であるということは、大いにありえそうな話です。そのことは、「父なる神」、「母なる神」という言い方（そして、多くの人にとって、説得的なメタファー）にも表れています。

†「私」と「他者」の関係が公共性の起源にある

私たちが住むこの宇宙という奇怪な場所についての世界知、生活知を整理し、「私」と「世界」の関係について考えるうえでは、「公共性」は一つの鍵になります。「神の視点」のような形而上学的概念に限らず、「社会」や「国」や「ネットワーク」といった公共性を帯びた概念がどのように誕生したのか、その起源を脳科学、認知科学、あるいはその他のアプローチから明らかにすることは、興味のある研究課題です。「公共性」の起源が「私」と「他者」の間の関係、とりわけ、その偶有的側面の中にあると考えられることは、人間にとっての「公共性」の意義を考えるうえで、きわめて興味深い論点を提供します。

「私」という自我が成立する過程を考えると、外界との偶有的な相互作用が「自己」と「外界」の区別、およびその関係を学ぶうえで死活的に重要な意味をもつことは間違いありません。自分の身体を動かしたときの感覚フィードバックから、私たちは、自分の身体の範囲がどこまでで、そして意志をもって能動的に動かすことのできる「主体性」が及ぶ範囲はどこまでであるかという偶有的関係を学習していきます。

やがて、言葉を話し、自我が芽生え、世界についての知識をしだいに蓄積していく中で、人間は少しずつ一人前の「私」へと変貌していきます。その変化の過程はしばしば劇的で、どのような変化が起こるかは、環境との相互作用によって左右されます。「私」の行く末を決める要素のうちほとんどは、「私」にはコントロールできないものなのです。

ティーンエージャーとなり、異性が気になるようになると、「私」の形成過程は他者との関係を通して引き起こされる感情によって大きく左右されるようになります。異性に限らず、同世代の友人が自分をどのように見ているかということが気になって仕方がなくなるのです。いわゆる「ピア・プレッシャー」(仲間からの圧力)が、自我を揺るがす、大きな要素になります。誰にでも、他人のちょっとした言葉で深く傷つき、その逆に天にも昇るキモチになったほろ苦くも甘い思い出があるでしょう。ローティーンは、感情の嵐が吹く時代なのです。

やがて、ピア・プレッシャーの荒波をくぐり抜けて、成人になると、やっとしっかりとした「私」が確立したように感じられます。学校を出て、社会人として働き始めてからは、自分とは何者であるか、自分はどのように生きていくかということがある程度はっきりと把握できるかのようにも思われるのです。

このような自我の形成過程で、他者と相互作用をしながら、「私」も「他者」もその中に含む、「公共的」な概念がつくり出されていくのです。

†公共性が絶対化されるプロセス

ここで、右に述べた「私」という自我が形成されていく過程において、「私」と環境の間に存在する相互作用は、徹頭徹尾偶有的なものであることに注目すべきです。

幼き「私」を育み、物心がついてからは、あるときは友情をもって、またあるときはピア・プレッシャーをもって「私」に影響を与え続けてきた他者とは、あくまでも偶有的な存在です。それは、動かし難いルールとしてどこかに書かれているわけでもないし、すべてを包み込む固定化した空間として最初から存在するわけでもありません。私たちは、半ば過去の履歴から予想がつく存在ではあるが、その一方で私たちをつねに驚かし、期待を裏切るランダムな挙動をする存在でもある、まさに偶有的な存在としての他者に心惹かれ、その他者とのコミュニケーションから多くのことを学びながら、自我を確立していくのです。

このように、世界の中の、あるいは「社会」の中の「私」が確立されていく過程で、徐々にその「私」を包み込むように存在する「公共性」の概念も形成されていきます。ここで注目すべきなのは、そのように形成された「公共性」の概念が、必ずしも偶有的なものではないということです。

「社会」、「国」、「ネットワーク」、さらには「世界」、「宇宙」といった**公共的概念は、それが大きなものであればあるほど、偶有的存在から離れて、確固とした、すべてのものを包み込むような存在に変わっていきます。**

そこで公共的諸概念に投影されているのは、明らかに「空間」のメタファーです。空間は、私たちと親しく、偶有的にかかわりあうものたちとは異なります。空間は、むしろ、そのように偶有的に相互作用しあう他者を包み込み、変わらないかたちでそこに存在し続けるものとして知覚されます。そのような空間と似たようなものとして、公共的概念は構成され、知覚されるのです。

たとえば、新生児が母親と相互作用するとき、母親はもっぱら偶有的存在として知覚されます。その一方で、新生児と母親を包み込んでいる居室という空間は、壁に触ったり、壁に沿って移動したりするというような例外的な場合を除いて、偶有性をもたない、確固とした存在として認識されるのです。

もちろん、居室という空間はそこから出たり入ったりすることができます。そのような限られた意味での操作性が付随するのはもちろんのことです。社会や国といった公共的概念も、同様に、それが空間とのアナロジーにおいて認識される限り、そこから出たり入ったりすることはできるが、基本的に偶有性や、それと関連した主体性の知覚を生じさせないかたちで認識されています。

公共的概念がさらに「大きな」ものとなり、世界や宇宙といったものになると、偶有的なものではないことはもちろん、そこから出入りするというような操作さえできないもの、いわば絶対的な前提として認識されるようになります。

このような、**空間のメタファーと結びついた偶有性を含まない公共性の知覚は、脳の中で、偶有性と密接に関連した身体イメージや他者知覚とは別のかたちで処理されているものと思われます。** おそらくは、大脳皮《だいのうひ》質《しつ》の頭頂葉《とうちょうよう》の空間把握の神経細胞を中心に表現されている可能性が高いといえるでしょう。

†この世に絶対的なものなどない

これまで議論してきたように、偶有性は、私たち人間が他者といきいきと渡り合ううえで、きわめて重要な属性です。偶有性を介在しない存在に対して、私たちは真摯な関心を払うべき他者性を認めなくなってしまうのです。

物理的な空間の場合には、それが偶有性をもたず、他者性を失っても、それほど顕著な害はないようにも思われます。もっとも、そのような空間知覚は、ある種の錯覚にもとづいています。

本来、絶対的に思われる空間も、偶有的存在です。地球上に住む私たちにとって、普段生活している空間は絶対的に感じられますが、実際には太陽のまわりを猛スピードで公転している惑星の上に定義された、かりそめの空間にすぎません。それでも、地球上に暮らし、地球の安定した重力環境の下にいるかぎり、地球上の空間に潜在している偶有性に、私たちは気がつきません。

私たちが絶対的なものだと思っていた空間がいかに儚いものであるかを認識するのは、地球に小惑星が衝突するなどの、天文学的な事件が起こったときでしょう。そのときに、私たちは自分たちが住む絶対的だと思っていた空間が、天文学的な時間の経過の中で他の天体と衝突をくり返す、きわめて偶有的な存在にすぎなかったことに気がつくのです。

どうなるかわからない、予測不可能性をはらんだかたちでの**偶有性をもたない他者は、動かし難い絶対的な存在になると同時に、「私」という自我が深くかかわるべき相互作用の対象としての資格も失います。それが、多くの「公共性」の概念に実際起こっていることです。**ここに、いきいきとした他者性を確保するために、いかに偶有性を担保するかという課題が生じるのです。

実際、私たちは、地球もまた人類の活動によって傷つけられうる「他者」であり、偶有的な存在であると気づいて、はじめて環境問題に真摯な関心を向けたのではなかったでしょうか。父親や母親を「他者」として認識するのも、思春期になって親もまた傷つけられうる偶有的な存在であることに気づくのがきっかけになることは、多くの人が経験しているところでしょう。

科学的世界観によって象徴されるような公共的「世界知」が、私たちの個々の生と深く関係した「生活知」とのいきいきとした関係性を失うのも、それが偶有性を伴って知覚されなくなってしまったときです。**「世界知」と「生活知」の間の乖離は、「世界知」が絶対的なものだと認識され、偶有性の喪失が起こるときに始まります。**

この世に、絶対的なものなど本当はないはずです。ナイーヴに考えれば一見絶対的な存在に見えるものほど、いかに偶有性を担保するかということが、きわめて重要な認識論上の、そして倫理的な命題になるゆえんです。

†偶有性を担保するという知恵

たとえば、国家という概念について、以上の議論を当てはめてみましょう。

ますます緊密にグローバル化する現代において、「国」という公共的概念は、それが本来内包しているべき偶有性を失ってしまうことによって害悪を及ぼす可能性をはらんだ、象徴的な存在であるといえるでしょう。

元来、国家というのは偶有的存在のはずです。国家の基本的属性である「領土」や「国境」にしても、歴史的にそれが決定されるプロセスは、まさに偶有的です。国家と国家の境界線の確定は、私たちの身体の範囲が環境との偶有的相互作用を通して決まっていくプロセスと、多くの共通点をもっています。それは、フレキシブルかつダイナミックに変化していくプロセスであるはずなのです。

ところが人間には、国境線を、絶対的な「規則」として確定したいという欲望が存在します。そのような欲望と、本来偶有的であるはずの国民国家をめぐる歴史的プロセスの間に齟齬が生じるとき、そこに紛争が生まれるのです。

このように考えると、私たちは、世界について私たちが参照しているさまざまな公共的概念を行使するに当たって、できるだけ偶有性を担保しておいたほうがよい、という結論になります。

とりわけ、「国家」や「宗教」といった、大文字で書かれがちな公共的概念については、できるだけ、私たち一人ひとりといきいきとした相互作用をし続けることが望ましいのです。これらの**大きな公共概念が私たちの認識の中で偶有性を帯び、柔軟かつダイナミックに存在し続けることが、それらに対して私たちが真摯な関心をもち続けるために、そしてまた、私たちの人生が阻害されないために、とても大切な要件となっています。**

カトリックの信仰において、絶対的な存在となっている法王に対する情熱がいやがうえにも高まるのは、その偶有性が明らかになるとき、すなわち、現法王の逝去や、新法王の選出に際してであることは、偶然ではありません。

「日本」や「日本人」といった概念が、偶有性を失って固定されたものになるとき、どのような弊害が生じるか、私たちはすでに知っています。そして、公共的概念からの偶有性の喪失はもちろん日本だけではなく、世界のどこでも起こりうる、そして実際に起こっている問題なのです。

第8章

主語を入れ替えて考える

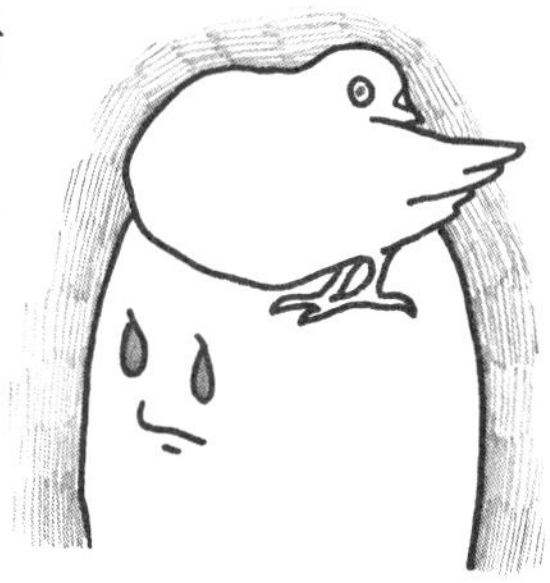

私たちが、脳内の情報の「整理」ということを本格的に考えなければならなくなったのは、それだけ、世の中にものがあふれるようになったからです。とりわけ、**さまざまな人工物や、情報が増加したため、自分の人生の中で行き交うそれらのものから受ける体験について、整理し、その偶有的な関係性からさまざまなことを学ぶ必要に迫られているのです。**

私たちの体験する世界は、確かに大きくなりました。しかし、どれほど世界が大きくなっても、それは、一つ一つをとれば小さなものから成り立っています。世界の大きさにかかわらず、世界はあいかわらず「個物」からできていて、私たちは「個物」を通して世界を認識しているのです。

私たちは、世の中にある小さきものの儚《はかな》さをよく知っています。たとえば、「石ころ」という存在を操作して、何ができるかはよく知っています。石ころは、水面に投げて波紋をつくったり、積み上げて山をつくったりできます。しかし、「石ころ」という概念が悪用され、人類を誤った道に導くということは普通ありえません。石ころには石ころなりの使い勝手があり、その使い勝手の中で、石ころという存在は閉じています。世界がいくら石ころで一杯になったとしても、そのこと自体で人類が道を踏み外すことはおそらくないでしょう。

警戒しなければならないのは、一見普遍的で、適用範囲が広いように見える「大文字」の概念です。これらの概念は、使い勝手がいいだけに、その誤用や副作用を警戒しなければなりません。前章で議論したように、これらの概念がその起源において内包していたはずの偶有性を担保して、それがいつの間にか動かし難いものになってしまわないように、警戒し続けなければならないのです。

†「脳」整理法の副作用

大文字の概念は、思考ツールとして使い勝手がよい反面、それが私たちをかえって不自由にしてしまうという、二面性をもっています。

たとえば、前章で議論した「神の視点」は掛け値なしに大きな概念です。「神の視点」の仮定のもと、「絶対時間」や「絶対空間」にもとづき展開されたニュートン力学は、実は「同時性」や「遠隔相互作用」などの概念において、十分に考えられていない点や、矛盾を内包していました。しかし、これらの問題点は、アインシュタインの相対性理論の登場まで明らかにされませんでした。

「神の視点」のように大きな概念は、純粋に知的な意味でもさまざまな弊害をもたらすことがあります。ましてや、それが政治的、宗教的に悪用されるような事態が生じたときの弊害は、たいへん大きなものになります。

「人間」、「神」、「国家」、「価値」、「生」、「死」。これらの「大きな概念」は、脳が世界についての体験を「整理」して理解する際に生まれてきたものです。その意味では、もともとは役に立つものであったはずなのですが、それらの概念の背景にあったはずの偶有性が、いつの間にか失われ、すっかり動かし難い概念のようになってしまうことがあることも事実です。そのせいで、私たちは実はときに非常に不自由な生活を強いられているのかもしれません。そのような不自由さは、いわば、人間が寄りかかってきた「脳」整理法の副作用の一つであるということができるでしょう。

大きな概念の副作用とは、すなわち、言葉というもののもつ副作用でもあります。もともと、人間の思考と言葉とは、切り離すことができない密接な関係にあります。言葉なしでは、私たちは自分の考えを表現することもできないし、他人に伝えることもできません。言葉は、人間の大切な思考の道具なのです。

もちろん、私たちは普段、必ずしもすべての思考を意識してやっているわけではありません。無意識のうちに入ってくる情報を処理し、整理し、考えていることも多いのです。脳内の記憶の整理のプロセスは、第3章で述べた「ヘッブの法則」の助けを借りて、そのほとんどが無意識のうちに進行します。意識的に進める思考の領域よりも、むしろ、無意識のうちに進んでいく思考の領域のほうが、より広いということができるでしょう。

†言葉は不変の存在ではない

意識的にものを考えるとき、私たちは言葉の助けを借ります。その際に用いるのは、すでに何回か言及しましたが、日常生活で他人とコミュニケーションする際に用いる言葉、いわゆる「自然言語」です。「自然な」言語とは、不思議な名前だと思う人がいるかもしれません。もちろん、もともと言語といえば日常で用いる言葉しかなかったのですが、数学的言語や、あるいは論理学で使われるような形式言語、さらにはコンピュータで用いられるようなプログラミング言語が考案されるに至ったために、それまで日常で使っていた言葉が、「自然言語」と名づけられるに至ったのです。

自然言語は、本来、偶有性をもっています。すなわち、「ある程度は規則的」ではあるが、「規則から外れる例外」もあるという性質をもっているのです。「神」という言葉にしても、その使われ方は、一回ごとに、その置かれた文脈や経緯などによって少しずつ変わっていきます。そして、それぞれの言葉の含意も、それが使用される偶有的な事例の積み重ねによって脳の中で整理されて、しだいに変化していきます。したがって、いったん「大文字」の概念がつくられたからといって、それがずっと変わらないまま存在しているというわけではありません。

実際、歴史的に見れば、一つ一つの言葉の意味（「神」や「国」や「時間」や「愛」など）は変遷してきているわけですから、大文字の概念が、不易《ふえき》の存在であるわけではないのです。

問題は、あたかもこれらの概念が不変のものであるかのように思いこんでしまう、私たちの態度にあるといえるでしょう。**本来偶有的に変化していくべきものを不変と思いこむときに、社会にさまざまな弊害がもたらされてしまうのです。**

†自分を棚に上げていないか

実は、「大文字」の概念において、偶有性を担保するのに有効な方法の一つは、それを「私」に接続しておくことです。なぜならば、「私」という存在は、つねに偶有性をはらんであるしかないからです。**「私」に接続し、「私」を経由することによって、不変の存在だと思われた概念も、ふたたび偶有性を取り戻すことができるのです。**

しばしば、大文字の概念を振り回して議論することを好む人たちがいます。そのような人たちの（自分自身に対する、そして他人に対しての）危うさについて考えるとき、私たちはしばしば「自分のことは棚に上げて」いる点に問題があると直観します。

たとえば、ある大国の大統領が、圧政を続けている外国を取り上げ、自由や正義のために戦争を仕掛けなければならないと演説しているとしましょう。このような演説を聴くときに、私たちは、「圧政」、「自由」、「正義」、「戦争」といった大文字の概念が、その本来はらんでいるべき偶有性を離れて一人歩きしてしまうことを、大いに警戒しなければなりません。それと同時に、その熱弁を振るう大統領が、「自分を棚に上げていないか」、すなわち、「圧政」、「自由」……といった概念を、自分のこととして考えるのを避けていないか、ということを、ぜひとも検討してみるべきなのです。

もちろん、「偶有性」をもつということは、全く未確定の事態がそこにある、ということではありません。私たちが住むこの世界の中で、「圧政」、「自由」……といった概念が、ある一定の意味をもち、有効性をもつ、ということ自体を否定するものではないのです。すべてを懐疑してかかる態度は、結局自分を安全圏において批評するだけの怠慢に終わってしまいがちです。ときには、「圧政」対「自由」という文脈の中で行動を起こすことも、確かに必要なのでしょう。

その一方で、「圧政」や「自由」といった概念が、それこそ道端に転がっている石ころのような客体としてあると考えることは、大いなる危険を招来します。私たちの生命の躍動（エラン・ヴィタール）と大いにかかわる、偶有性が殺されてしまうことになるのです。

偶有性が殺されたあとは、他のさまざまなものが殺されていく番です。そのような殺戮の連鎖反応を、私たちは歴史上何回も目撃してきました。

私たちは、その大国の大統領に、大文字の概念を、できるだけ「自分のこと」として引きつけて考えることを要請すべきなのです。「圧政」と客体化してしまった概念を通して考えるのではなく、その「圧政」の国に住む人たちの生活を、あたかも自分がそこにいるかのように想像してみるのです。

自分が「独裁者」になったり、市政の一市民になったり、軍の将校になったり、生まれたばかりで何も知らない赤ん坊になったり、その「圧政の国」のさまざまな立場の人間になったことを想像して、そのときに「圧政」や「自由」、「戦争」といった事態が一体どのように見え、感じられるかを体験してみる。「私」という自我の中に必ずやある偶有性の震えに、これらの概念を接続してみるのです。

そのときにも、なお、「戦争」という選択肢が有効であると判断するのならば、彼を指導者として選挙した国民は、従容《しょうよう》としてそれを受け入れるしかないでしょう。

「私」という立場に接続してみることで、大文字の概念の中に偶有性を注入する。この方法論は、「他者」や「公共性」が絡むときにも、また（より一層に）有効です。

前章で議論したように、「神の視点」の起源となっている「他者の視点」は、脳内のミラーシステムの働きによって「私の視点」に容易に変換されます。「神の視点」をたとえ擬制する場合でも、その「神」を創造し、「神」となり、仮想の「宇宙」を見ているのは、実は「私」であると認識することで、一見「絶対的」なものに見えてしまう「神の視点」の中に、「私」と同じくらいの自我の震えと、世界との交渉における偶有性を接続することができるようになるのです。

どんなに動かし難いように思われる概念でも、その主語を「私」に置き換えることで、生身の「この私」が抱えているのと同じだけのフレキシブルなダイナミクスをそこに投射することができる。

この点にこそ、人間の脳がもっている、世界に関する知の整理の方法論の核心があり、また、この点に、公共的な「世界知」と、私秘的な「生活知」との間を橋渡しする／行き来するための方法論が隠されているのです。

†整理の科学

考えてみれば、本来偶有性を内包し、ときにはカオスを呈することがあるさまざまな事象が、とりあえずは「国家」や「正義」や「神」といった単一のまとまりをもった概念として認識できることは、不思議なことです。右に見たように、このことには弊害も多いのですが、その一方で概念をとりあえず定立しておくことは、この世界で私たちが生きていくうえで、さまざまな福音をもたらしてくれているはずです。

そもそも、「私」という概念自体が、本来さまざまな偶有性をはらんだプロセス／システムを、とりあえずのひとまとめとして記述するラベルです。「鯉の滝上り」のメタファーに待つまでもなく、人間というものは、ときに劇的に変化するものです。大きな変化ではなくても、小さな変化であれば、毎日のように起こっています。自然現象としての人間は、誕生から死まで、つねに変化し続けており、まさに「行く川の流れは絶えずして」の中にあって、とても、一つの固定した概念に帰着できるものではありません。それでも、そのつねに変化するプロセス／システムを「私」と名づけることによって、人間はずいぶん助かっているはずです。

もちろん、「私」という概念を立ててしまうことの弊害もあるでしょう。その一方で、「私」という概念と、その中での「意識の流れ」という「制度」がなければ、私たちが人生という複雑で豊かなプロセスを享受することも、社会を維持することも、難しくなってしまうのです。

さまざまな概念を、そのとりあえずの使い勝手や操作性を享受しつつ、しかしその背後につねにある（はずの）偶有性も忘れないようにする。

考えてみると、ここには、世界についての私たちの知をいかに「整理」していくかという「整理の科学」の一大テーゼがあることがわかります。

ここで、整理の「科学」という言葉をあえて使ったのは、科学的方法論の中に、自然言語の便利さを享受しつつ、しかしその副作用にも警戒するという態度の、一つの見事な典型があるからです。

科学のすばらしい点はいくつもあるのですが、そのうちの一つは、**できるだけ言葉にとらわれずにものごとを考える**、という点にあります。そして、このことは、現代人が生きていく中でさまざまな事柄を整理していくうえで、とても大切なヒントを私たちに与えてくれます。

科学の他の知的営みに対する優位性は、自然言語にあまり頼らずにものごとを考えることを可能にした点にあると、多くの人が考えてきました。職業的科学者はみな、自然言語に対する不信感をもっています。自然言語にだけ頼って考えることを、「それはお話だから」といってたいへん嫌います。データによる裏づけや、数式による定式化など、自然言語を超えた何らかの表現を得て、はじめて「本当の科学」が成り立つと考える人が多いのです。

たとえば、ニュートンの重力の法則を、「地上のリンゴも、天上の月も、宇宙の万物はすべてお互いに引き合う」と言葉で表しただけでは、まだ「本物の科学」にはなっていません。「万有引力は、それぞれの物体の質量の積に比例し、距離の二乗に反比例する」などの法則を数式で表し、そのような数式から導かれる帰結を明らかにして、はじめて「本物の科学」になるのです。

科学においては、一般に、自然言語はものごとを考えたり、表現したりする際の手助けをするにすぎないと考える傾向があります。「自然言語が終わるところ」にこそ科学の始まりがあると、科学者たちは考えるのです。

科学が自然言語に依存しないでものごとを考える道筋を切り開いたということは、逆に、科学という方法論の本質を一般の人に伝えるのを困難にしているともいえます。最良の科学は、自然言語で用いられる言葉で表される領域の「外」を扱っています。科学の本質は、良質の「詩」に近いのです。

†ハイブリッドの思考

このような科学における「自然言語」に対する距離感は、概念を立てつつ、そこに偶有性をいかに確保するかという命題を考えるうえで、大切な教訓を私たちに与えてくれます。

もともと、言葉というものは人間が世界についての知識を整理するために生み出されてきたはずのものです。自然言語における言葉の意味は、辞書の定義のように天下り式に与えられるものではなく、日常生活におけるさまざまな体験の中から、脳内で整理され、獲得されてきたものです。

「自由」という概念にしても、それは最初から天下り式に与えられるものではないはずです。たとえば、学校の授業が終わって教室を出てゆくときの解放感であるとか、難しい仕事が終わった瞬間の満足感や、長い休暇がこれから始まるときの期待感など、さまざまな人生の体験が脳の中で整理されて、「自由」という概念ができあがるのです。

「自由」という一つの概念ができあがるまでの過程には、非常に複雑なダイナミクスがあります。そのプロセスは、あえていえば「カオス」といっても差し支えのないものです。「自由」という概念の背後にある人生の軌跡を一人ひとりについて見れば、そこにはずいぶん異なるダイナミクスが見えてくることでしょう。もし、「神の視点」に立って、詳細を比較すれば、とてもそれらを「自由」という言葉でひとくくりにするのは無理があると嘆息せざるをえないでしょう。

それでも、**そのような多様なダイナミクスの中にある共通点を見出すことができるから、それを単一の言葉で曲がりなりにも記述することができるのです。**ここには、自然言語のもっているきわめて大きな可能性が表れています。

科学者たちも、全く自然言語を使わずに思考することができるわけではありません。その証拠に、科学論文のほとんどは自然言語で構成されています。自然言語で書かれた文章の中に、時折数式やデータが挟まれているのです。その意味で、科学は、自然言語による思考と、それに頼らない思考の「ハイブリッド」のシステムだということができるでしょう。

†安定性とダイナミクスを両立する思考法

「ハイブリッド」であることのメリットは、安定性とダイナミクスの両方を表現できることです。世界を科学者が擬制するように「神の視点」から眺めれば、そこには絶えざる変化を続けるダイナミクスがあるだけで、人間が慣れ親しんでいるような大文字の概念はないのかもしれません。世界の実相はそうかもしれないが、それでは、私たち人間は思考することができません。どうしても、ある程度安定した「自然言語」というラベルを立ち上げる必要があるのです。自然言語が生まれる前に、そのような安定したラベルを提供していたのは、意識の中で感じられるさまざまな「クオリア」でした。

私たちが意識の中で感じる「クオリア」と言語の差は、安定性とダイナミクスの間の共役の形式にあります。もちろん、言葉を構成する要素も、それが意識に浮かぶ限りはまたクオリアなのですが、自然言語に参画するクオリアは、一般のクオリアとはその現れ方が違うのです。

「赤」や「青」といった感覚を司るクオリアは、絶えざる神経細胞のダイナミクスを背景にもちつつ、ダイナミクスととりあえずは切り離されたかたちでの、安定したラベルを提供します。それに対して、自然言語は、一応はダイナミクスから切り離されたかたちで安定したラベルを立ち上げつつも、なおもダイナミクスとの共役を偶有性というかたちで確保することで、成り立っているのです。

たとえば、「びっくりした」という話し言葉の音を構成するクオリアは、通常の音のクオリアと共通ですが、それが言葉として認識されるとき、それを包むさまざまな文脈や意味、ニュアンスの中に、単純な音のクオリアにはないさまざまな偶有性が感じられます。そして、それぞれに対応する脳内プロセスが立ち上がります。だからこそ、言語は言語として機能するのです。

自然言語は、クオリアと共通の、ダイナミクスから遊離した安定したラベルの生起をその起源としつつ、なおもダイナミクスとのゆるい共役を確保する、クオリアからさらに進んだ認識の形式を提供しているといえます。

私たちの意識の中で感じられるもの、とりわけ、自然言語が、安定性とダイナミクスの

「ハイブリッド」として複合的にできているということは、そもそも私たちの生命や思考を特徴づける「偶有性」がどのように生じてくるのかという、偶有性の起源問題に関連します。偶有性は、まさに、安定性とダイナミクスが交錯するところに立ち現れるのです。

言葉という安定したラベルにある局面では頼りつつ、別の局面ではダイナミクスそれ自体に沿って考えることができる。科学に顕れているこのような両面性にこそ、人間の思考の最大の特質があります。それを生かさない手はありません。

コンピュータによるデータの整理は、どうしてもラベルや記号に頼ってしまいます。その背後にある、ダイナミクスとの共役が弱いのです。ラベルや記号を用いたコンピュータによるデータ整理法は、人間の自然言語による思考のごく一部分を不完全に再現するにすぎません。コンピュータは、人間の脳にはとても扱えないような大量のデータを正確、高速に処理することで、かろうじて一見人間を凌駕しているかに見えるデータ整理を実現しているだけのことなのです。

†数学的言語はなぜ有効なのか

科学は、自然言語を使いつつ、ある部分では自然言語に頼らないでものごとについて考える、という世界に関する知のハイブリッドな「整理法」を編み出し、大成功を収めました。

とりわけ、定量的なデータを用いてさまざまな現象の性質について議論したり、数式を用いてあるシステムの時間発展を追う、というような局面では、科学はこの世界の中にあるダイナミクスを直接扱うことができます。その点に、ダイナミクスをとりあえずは隠蔽してしまう自然言語だけの体系に比べての科学の優位性があるのです。

もちろん、定量的なデータを扱ったり、数式を用いているときにも、そこには数学的言語という「ラベル」が用いられています。数学的言語も、自然言語と同じような「安定性」を見せるラベルであることには変わりがありません。なぜ、数学がこの世界の自然現象をかくも見事なまでに記述するのかということは、多くのすぐれた思想家を悩ませてきた難問です。そこには、「数学」という体系が時空間の中のダイナミクスに対してもっている特権的でミステリアスな力が表れています。

ゲーデルの不完全性定理のような「メタ数学」は、「数学はなぜここまで有効なのか」という難問に対して、新たな光を当てています。なぜ、数学は有効なのか？　自然言語と共通する、表現と意味の間の関係に着目することで、ゲーデルは数学の背後にある認知科学の問題を提示したのです。

†主語を入れ替えて考えてみる

自然界のダイナミクスについて客観的なデータをとったり、数式で表現したりするということは、自然言語に頼らないでものごとについて思考するための有力な方法です。同時に、それは、誰にでも手軽に実行できる方法ではありません。

それでも、狭い意味での「科学的方法論」に固執せず、それでいて科学的精神を生かして世界に関する自分の体験を整理し、洞察を得るための方法は、必ずしも数学的言語に通じていなくても、また実験してデータを収集しなくても実行できると私は考えます。

日常生活の中では、やはり、自然言語を用いて考えるのが便利です。その思考世界に、**数学的言語を用いることなくダイナミクスを取り入れ、自然言語が本来もっているはずの偶有性を活性化させるために、「主語を固定化せずに、入れ替えて考えてみる」**という方法を考えましょう。

たとえば、「日本語は世界でも特殊な言葉であり、日本語を使う日本人も特別な存在である」と主張する人がときどきいます。

そのような言い方には、もっともであると思える点がある反面、そう言われてしまったが最後、それ以上議論を進めることができない、という側面もあります。日本人以外の人にとっても、それ以外の人にとっても、「日本語も日本人も特殊だ」という断定は、それ以上の議論への道を閉ざしてしまうのです。「日本語」や「日本人」といった自然言語における ラベルを使うことは確かに便利ではあるけれども、同時に弊害があることが、「日本特殊論」のような議論には典型的に現れるのです。

どうすれば、自然言語のもつ限界にとらわれずに思考することができるのでしょうか？一つの有力な方法が、主語や目的語を他の言葉で言い換えてみるということなのです。

†日本語は特殊な言語？

たとえば、日本語は特殊な言語である、と断言する人に、どうしてそのような主張ができるのか、問いただしてみます。「もごもご」と口ごもって、あまりはっきりした答えが返ってこないことも多いかもしれません。それでもしつこく聞いていると、たとえば、「日本語は漢字、ひらがな、カタカナ、そして最近ではアルファベットと、四種類も文字を使うから、特殊だ」という答えが返ってくるかもしれません。

なるほど、日本語は四種類の文字を使う。それに対してたいていのヨーロッパの言語は、アルファベットだけだ。確かに、日本語は特殊かもしれない。そのように説得されそうになりますが、実はこのような議論の展開の中にこそ、自然言語のもつ安定化作用に絡めとられてしまうことなくものを考えるための、重大なヒントが隠されているのです。

もし、「日本語は特殊だ」という主張の根拠が、「日本語は四種類の文字を使う」という点にあるのだとしたら、本当の主語は「日本語」ではないことになります。「特殊だ」という述語にかかる主語は、「四種類の文字を使う言語は」でなければならないはずなのです。

「日本語は特殊な言語である」を、「四種類の文字を使う言語は特殊な言語である」と置き換える。このように主語を置き換えた瞬間、「日本語は」という主語がもっていた、どこか神秘的で、ブラックボックスのようで、有無を言わせない印象はずいぶん薄まります。「四種類の文字を使う言語は」ということならば、別に「日本語」に限ったことではないかもしれません。世界は広いから、どこかに四種類の、あるいはそれ以上の文字を使いこなす言語があるかもしれません。たとえば、南太平洋のどこかにあるかもしれないその言語を仮に「X語」とすれば、日本語が特殊なのと全く同じように、「X語」も特殊だということになります。そのとき、「日本語」の特権性は失われ、平等で開かれた世界観の気配がしてくるのです。

「四種類の文字を使う言語は」を主語にした瞬間に、「日本語は」を主語にしていたときには感じられなかった、ダイナミクスや偶有性が立ち上がってくる。ここに、とても大切な教訓があるのです。

†言い換えで知の固定化を防ぐ

自然言語における「主語」は、どうしても世界を個物として扱い、その個物に特権的な地位を与えてしまうニュアンスがあります。

「日本は」「中国は」「アメリカは」「イギリスは」「アジア人は」「白人は」「金持ちは」「勝ち組は」「負け犬は」「男は」「女は」……といった瞬間に、その主語を用いた世界の記述は固定化され、問答無用の壁の中に閉じこめられてしまいます。そのようにして表現された個物が、神秘的で動かし難いものに見えてしまうのです。

科学とは、たとえば、「日本語は」という主語を、「四種類の文字を使う言葉は」という主語に置き換えようとする営みなのです。その際、できるだけ開かれた、操作的に定義できる概念を使うことが肝要です。操作性の導入は、それに伴うダイナミクスを立ち上げるからです。

「日本語」という固有名詞よりも、「四種類の文字を用いる言語」と数えられる属性で定義された表記のほうが、より開かれて、操作的なものであることは明らかです。科学は、そのようにして、世界に関する知を普遍的で開かれたものにしてきたのです。

「水素は」「炭素は」「酸素は」という固有名詞を使っているうちは、お互いの差異は絶対的で、動かし難いものに見えます。それぞれの主語を、「陽子を一個もつ元素は」「陽子を六個、中性子を六個もつ元素は」「陽子を八個、中性子を八個もつ元素は」と言い換えたとたんに、見えてくる世界があります。原子核の間の変換の可能性や、世界の中の一見多様な物質を構成している、限られた数の素粒子といったものが見えてくる。

世界をお互いに動かし難い個物の集合に分裂させてしまうのではなく、お互いに操作によって変換可能なものの集合に置き換えていくこと、そして、そこにいきいきとしたダイナミクスを立ち上げることこそが、科学的な精神の最良の部分なのです。

もちろん、日本語の特殊性は、単に「四種類の文字を使う」ということだけに帰着できるものではないかもしれません。たとえそうだとしても、それならばさらに言い換えを試みればよいのです。「日本語は」、「日本人は」というかたちでブラックボックスに閉じ込めてしまうのではなく、開かれた、操作的な概念で言い換えることを試みてみましょう。そうすることは、ますます多様化し、そして結びつきを強めていく世界における、大切な営みであるはずです。

†「私」の中の偶有性を外に出す方法

ここまでの議論では、「自然言語」のもっている力を否定しているわけでは決してありません。

インターネット上のデジタル情報が増加し、とりわけ、映像や音といった、文字以外の情報の奔流が出現するにつれて、「言葉」のもつ意味は相対的に低下するという予測があります。

しかし、むしろ話は逆のはずです。確かに、脳に流入する情報の中で、いわゆる「文字」が占める割合は低下するでしょう。それでも、そのような情報の洪水を脳の中で整理し、そこに意味を見出し、自分の行動に反映するためには、何らかのある程度安定した構造化が必要になるのです。しかも、単なる静的なラベルではなく、その背後にあるダイナミクスを、偶有性としてきちんと維持できる、そのような仕組みが必要になるのです。「言葉」ほど、そのような役割に適したものはありません。言葉は、安定性とダイナミクスを「偶有性」というかたちで両立できる、類《たぐ》い稀《まれ》なる自然のテクノロジーなのです。

本来、「私」が「言葉」を使っている現場においては、「私」という生きた有機体が不可避のものとして帯びている偶有性が、その「言葉」の中に反映されるはずです。たとえば、恋人同士で、「愛している」という言葉を何回も交わすとき、そのたびに言葉は同じでもそこに込められた感情のニュアンスは少しずつ違うはずです。言葉は、それを辞書的にとらえてしまうと確かに固定した意味をもっているように見えてしまうが、それを「私」といううち震える生命体が使用することで、偶有性の息を吹き込むことができる。そのような構造になっているはずでした。

ところが、「自由」や「正義」や「国家」や「神」といった大文字の言葉が、それを使用している人の生の偶有性を帯びた現場を離れて、「公共的空間」の中で一人歩きし始めるとき、言葉のもつ、「背後にあるダイナミクスを隠蔽して、安定性を提示する」という機能が、悪い方向に働いてしまうのです。

この章では、「私」という言葉の使用者が内包している偶有性を、「私」の中に抱え込んでしまうのではなく、できるだけ操作可能なものとして「私」の外に出してやる方法論を模索してきました。安定性とダイナミクスを結ぶ場所から偶有性が生み出されることを思うとき、「私」というかけがえのない存在の中で感じられる魂の震えが、一見冷静な「科学」の営みと無関係ではないことがわかるはずです。

科学は、「私」という主体の中に閉じこめられていた生命の躍動（エラン・ヴィタール）を、外の世界に解放し、自律的に運動させる試みだったともいえます。科学者が、ディタッチメントをもってモデルを論ずるとき、彼（女）は、生命をもって運動すべきはモデル自体であって、それを提出した人ではない、ということを知っているのです。

自然言語を用いた思考も、それが、「私」への接続を維持しつつ、一つ一つの言葉の背後にある偶有性を忘れずに、言葉に写しとられた世界のありかたをありのままに見る行為であるならば、必ずや、科学主義に通じるさまざまな恵みを人類にもたらし続けるはずなのです。

第9章

脳に勇気を植えつける

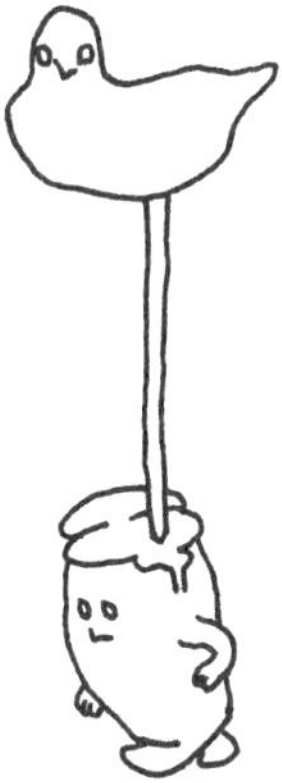

ん。

†人は傷つけられうる存在

「私」とは、偶有的な存在であること。これほど大切な自己認識は、この世に存在しませ

揺れ動き、悩むことが、私たちの「生命」の本質であることは、間違いありません。「私」という存在が、単なる固定化された情報の集まりでは、つまらない。「私」がデータベースなどに置き換えられるはずがないのです。

自分のプロフィールを見て、「これは誰のことだ」と違和感を覚える気持ちは誰にでもあるはずです。止まってしまっている情報には、私たち人間という存在を考えるうえで欠かすことのできない生命の躍動（エラン・ヴィタール）が欠けてしまっているのです。

生命には変化が欠かせませんが、同時に、ある程度の安定性も欠かせません。生命を維持するためには、環境の変化などにもかかわらずある一定の状態を保つ、恒常性維持機能（ホメオスタシス）が必要とされるのです。生命の本質が変化にあるといっても、それはホメオスタシスによって維持される安定性があってのことであって、全く無軌道な変化が生命にとって有益なはずもないのです。

生命作用においてのみだけでなく、認知プロセスにおいても、ある程度の安定性が保た

れることが重要です。だからこそ、私たちは、世界との行き交いの中で体験したことを、脳の中で整理し、自然言語に表されるような安定した概念として把持《はじ》してもいるのです。

前章で議論したように、自然言語の使い勝手を、生命作用を育み促進するものにするためには、偶有性を保つことが必要です。ある程度の規則性を、安定性を支える装置として援用しつつ、少しずつそこから外れていくものをも、また、維持しなければならないのです。

ここで重要なのは、「偶有性」は本来価値中立的なものであるということです。「偶有性」は、人間の創造性やコミュニケーションなど、ポジティヴな脳の働きと結びついている一方で、生命にとって否定的な作用をもつ変化に結びつく可能性もあります。偶有性は、必ずしもよいものとは限らないのです。

偶有性のもつ否定的側面の最たるものが、人間が傷つけられうること、死ぬかもしれないことでしょう。もし、人間がダイヤモンドのように硬質な、ほとんど変化することもない安定した存在であれば、傷ついたり死んだりすることもなかったでしょう。**人間は、つねに変化し、学習し、創造し、コミュニケーションするというすばらしい能力をもつその代償として、ときに傷つけられ、死ぬことさえ宿命づけられた存在になってしまったのです。**

†ネガティヴな感情をいかに乗り越えるか

傷つけられうるというのは、恐ろしいことでもありますが、そこからさまざまなことが始まるきっかけにもなります。

傷は身体的につくこともあるし、脳の中の情報論的な領域における「心」の傷もあります。本書のテーマにとって重要なのは、後者の傷です。

すぐれた芸術作品が私たちに与える感動は、一種の傷のようなものです。魂を揺るがすような作品に出会ったとき、私たちは「やられた！」と思います。身体の傷が時間をかけて癒《い》えていくように、その作品が脳の中に残した痕跡が、ゆっくりとした時間をかけて受容されていくことこそが、芸術が私たちに促す自己変革のプロセスなのです。

もっとも、傷はつねによいものとは限りません。セレンディピティは、自分がコントロールできないかたちで出会ったものに気づき、受容する過程ですが、その際に邪悪なものや自己に害を及ぼすものに出会ってしまう可能性もあるのです。地球上に出現した酸素が、最初は毒だったのに、やがて酸素呼吸を通して生命にとって欠かせないものになったように、最初は害を及ぼしたものが後に福音になることはあります。欠落が長所になることもあります。しかし、その一方で、ときには致命傷を受けることもあるのです。

傷を受ける可能性をはらんだ世界との偶有的な相互作用に向かって、誰もがそう簡単に飛びこんでいけるわけではありません。とりわけ、自分が何に出会い、どのような作用を受けるかわからないという状況は、誰にとってもたやすく受け入れられることではないのです。

ラットに、ある場所に行くと電気ショックを与える、という実験をした場合、ラットはそこに行かなければ電気ショックを避けることができる、ということを学びます。ところが、どこにいたとしても、音を聞かせると電気ショックがくる、という実験をした場合、電気ショックを避ける方法はありません。このような場合、ラットは音を聞くとその場にうずくまって動かなくなる、フリージングと呼ばれる行動をとるようになります。

不確実性を前に、身がすくみ、何もやりたくなくなるという人間の「不安」や「恐怖」の反応は、ラットのフリージングに似ています。どうしたらいいのかわからない、自分が何をしても、うまくいくとは限らないといったネガティヴな感情は、程度の差こそあれ、誰でも抱くことがあるものです。

先に見たように、私たちが生きるうえで大切なセレンディピティは、まずは自分が「行動」しないと生じません。人間の脳は、広い世界の中を「行動」しながら、さまざまなものを学び、その偶有的な体験の成果を脳の中で整理していくことで、はじめていきいきと機能するのです。

もし、**生きるうえで避けられない不確実性を恐れるばかりに、行動を起こそうとしない「フリージング」のような感情の反応が起こってしまうと、せっかくの学習機会が失われます。**たとえ、セレンディピティがどこかで待っていたとしても、それに出会うことができなくなってしまうのです。そして、世の中にはそのような問題を抱えている人が、少なくありません。

不確実性に対するフリージングのような「感情の谷」をいかに乗り越えるかが、「脳」整理法という視点から見ても重要な課題になるゆえんです。

†「不安」や「後悔」にも意義がある

人生がうまくいくかどうかは、その多くが不確実性に対する対処の方法によって決まっているといっても過言ではありません。不確実性を避けて、確実なことばかりをやっていれば、先細りになります。かといって、不安のようなネガティヴな感情に支配されてしまうと、不確実性に積極的に向き合っていく勇気が生まれません。生きる中で、確実なことは何もないという現実は、実にやっかいな問題を私たちに突きつけるのです。

大切なことは、ネガティヴな感情は決して意味がないわけではない、と気がつくことで

す。否定的な感情も、私たち人間の生を支える「感情のエコロジー」の中で意味があったからこそ、進化の過程で生き残ってきたのです。そのような「気づき」によって、自分がネガティヴな感情をもつこと自体をまずは認容することが大切なのです。

ネガティヴな感情の存在を、頭ごなしに否定し、それを見ようとしないのではなく、そのような感情があることを直視し、受容することによって、かえって感情の谷を乗り越えることが可能になると私は考えます。

不安以外にも、人間にはさまざまなネガティヴな感情があります。それらの「感情のエコロジー」の中における存在意義は、そうした感情によって引き起こされる認知プロセスをリアルに（ありのままに）見つめることで明らかになります。

たとえば、せっかくの休日にだらだらと怠惰に過ごしてしまい、「ああもったいないことをした」と後悔したとします。後悔のような否定的な感情が生じると、人間は往々にして生きているのがイヤになったり、未来に対して前向きな気持ちをもてなかったりするものです。

しかし、考えてみると、「後悔」というのは大変高度な認知能力です。「後悔」にこそ、人間が現実の世界のあり方を越えて、さまざまな仮想の世界に想像力の翼をはばたかせる可能性が潜んでいるとさえいえるのです。

というのも、後悔するためには、実際に起こった「事実」だけでなく、実際には起こらなかったこと、しかし起こったかもしれないこと、すなわち「反事実」をも思い浮かべなければなりません。

せっかくの休日だったのに、だらだらと過ごしてしまったというのは「事実」です。その一方で、本を読んだり、人と会ったり、どこかに出かけたりして有意義に過ごすことができたかもしれないというのは、実際には起こらなかった、しかし起こったかもしれない「反事実」です。「事実」と「反事実」を両方認識することができて、はじめて私たち人間は「後悔」の切なく、後ろめたい、そしてどこか甘美な感情に浸ることができるのです。

†ネガティヴな感情の背後にある「仮想」

「後悔」に限らず、**私たち人間のネガティヴな感情のうち、多くのものに、現実の認識と、「こうであったかもしれない」という反事実の認識、あるいは反事実を含むより一般的な仮想の認識が絡んできます。**

現実には存在しないものを仮想することが人間の認識の中で大切な役割を果たすようになったのも、私たちの人生の軌跡が偶有性をはらんで複雑な進行を見せるからです。

偶有的な世界におけるさまざまな事象の進行においては、現実に起こったことと同じくらい、起こらなかったこと、起こったかもしれないことが大切になってきます。**現実は、反現実や、より一般的な仮想と一緒の束となり、高い偶有性を内包した塊になって、はじめて私たちの脳の中で腑に落ちるかたちで整理されうるのです。**

たとえば、恋愛問題について悩んでいて、ため息をついてばかりいる人がいるとします。そのような人の頭の中では、現実のことと、現実ではないが切実なことがさまざまに表象され、行き交い、複雑なダイナミクスを呈しています。

あの人に好きになってもらいたい、つき合いたい、でもあの人は私のことをどう考えているだろう、デートに誘ったら、イエスと言ってもらえるだろうか、それとも、断られるだろうか。この前会ったときはあんなことを言っていたけれど、あれはあの人の本心だろうか？　それとも、親切な気持でやさしく言っただけなのだろうか？

恋愛をめぐって、「うじうじ」とネガティヴな感情が生じているとき、その人の脳の中では、現実の表象と反現実、仮想の表象が複雑な多様体として絡み合い、驚くほどダイナミックな心の動きを生じさせているのです。そこには、人生でもっとも切実で甘美な偶有性の束が立ち現れています。

私たち人間の感情は、決して原始的な反応などではありません。それは、「起こったこと」と「起こらなかったこと」、「起こったかもしれないこと」のをすべて引き受けるかたちで、きわめて複雑な計算の結果生じています。このような感情の複雑な成り立ちのダイナミクスの中に、ネガティヴな感情でさえもっている、驚くべきポテンシャルが隠れているのです。

自分の中のネガティヴな感情に悩んでいる人は、まずは、その感情が現実と反現実の双方を表象することで生じる、きわめて人間らしい、高度な認知の働きであるということを認めてみてはいかがでしょう。**高度に発達した脳をもつ人間だからこそ浸ることができる複雑で豊かなプロセスとして、後悔や怒り、嫉妬、不安、自己嫌悪、自信喪失といったネガティヴな感情は立ち上がっている。**そのことを、ありがたいと感謝すべきなのです。

ネガティヴな感情をいたずらに否定したり、抑圧したりしないで、じっくりとつき合ってみること。極端なことをいえば、ネガティヴな感情もまた、この世界が私たちに与えてくれた福音であることを納得し、受容することが重要なのです。

†感情のバランス

もちろん、何事も行きすぎはよくありません。人間は、ときに感情のバランスを崩してしまいがちなものです。**否定的な感情が「感情のエコロジー」の中で意味をもちうるのも、感情の生態系がバランスよく保たれていればこそです。**熱帯雨林を切り倒してある特定の商品作物だけを育てることが、自然のバランスを崩して、ときには生態系の死にさえ至らしめるように、感情のバランスを崩してしまっては、せっかくの偶有性を生かす素地としての安定性が失われてしまいます。**ある特定の感情だけに支配されてしまうことは、生きるうえでやはりマイナスのことなのです。**

「不安」や「恐怖」は、感情のエコロジーのバランスを崩すきっかけになりやすいネガティヴな感情です。

たとえ、これらのネガティヴな感情があったとしても、それが脳の感情のエコロジーの中で他の感情とバランスがとれてさえいればよいのです。不安にかられること自体は、問題ではありません。私自身も、時折、根拠のない不安の発作のようなものに襲われることがある。そのようなとき、「おっ、来たな」とは思いますが、付かず離れずつき合っているうちに、いつのまにか不安は消えていってしまいます。

問題なのは、不安の感情が支配的になり、一日のほとんどの時間を不安の中に過ごすようになってしまうような場合です。そうなると、脳はバランスを崩し、本来意義があるものであったはずの「不安」をめぐる脳の働きが、どんどん否定的な回路に引き込まれていってしまうことになります。

「不安」は対象がはっきりとしない感情であり、一方、「恐怖」は対象がはっきりと定まった感情です。両者の間の行き交いの中には、現実と仮想を巻き込んだ、強力な偶有性のダイナミクスが存在します。

†「根拠のない自信」の効用

たとえば、会社に勤めている人が、何の具体的な根拠もなしに、自分の会社がつぶれるかもしれない、自分はリストラされるかもしれないと不安に思うときには、その不安な思いのほとんどは、対象のはっきりしない不確実なことを表象することによって生じています。正体がはっきりしないからこそ、そのような感情はやっかいなものになることがあります。

それに対して、会社がつぶれるとか、リストラされるというようなことが、現実のものとして迫ってくると、恐怖が生じます。自分を脅かされていると感じるものの対象がはっきりするわけです。このような、「不安」から「恐怖」への変化が、多くの「ホラー映画」における文法となっていることは、周知のとおりです。

ここで注目すべきことは、「不安」にしろ、「恐怖」にしろ、実はそこには絶対的な意味での外在的な根拠はないということです。感情の多くは、脳の中の自律的ダイナミクスによって生じるのであり、いちいち外部の証拠を参照して生み出されるものではありません。

外部の状況が反映されることはもちろんですが、それだけで感情が生み出されるわけでもありません。脳内の感情のエコロジーのバランスが失われるときも、何か外在的な根拠があってそうなるのではなく、要するに脳内の「勝手な」事情によってそのようになるのです。

感情というものが自律的なものであることに着目すると、「根拠のない自信」をもつことが、偶有的な世界と渡り合うために、案外大切であることがわかります。

ときどき、「お前、なんでそんなに自信があるんだよ」とツッコミを入れたくなるような若者がいますが、もともと、自信というものは根拠のないものです。そもそも、生きているということ自体に根拠がない。みな、何となく平均年齢くらいまでは生きるだろうと思いこんでいますが、それは根拠のない楽観的な憶測にすぎません。いつ不測の事態が起こって、人生が終わりになるかわからないのです。

もともと、この世に確実なものはなく、ポジティヴな感情も根拠がないものであるとするならば、根拠のない自信に支えられて「私」の感情のホメオスタシスを保っていくことで、ネガティヴな感情も生きてくることがあるのでしょう。最後には大丈夫だ、という根拠のない自信があってこそ、「不安」や「恐怖」といったネガティヴな感情に反映された生の偶有性のダイナミクスを、自分の人生の中で生かすことができるのです。

生意気なように見える、根拠のない自信に支えられた若者は、見事な生物だということができるのかもしれません。そのような若者が、ときには傷つけられ、不安になり、人生という偶有性の海の中でもまれ、それでも、根拠のない自信に支えられてやがて一人前になっていく。そのような人生は、一つのあるべき姿なのです。

†自分の欠点と、どのようにつき合えばよいのか

根拠のない自信をもて、といっても自分は欠点だらけで、とても自信などもてない、という人が多いかもしれません。

このような「自信喪失」は、近代以降の学校教育によって助長されたといってもよいでしょう。大人の社会では、行きすぎた「成果主義」の弊害が反省され、人間のパフォーマンスを単純な数値で測ることの愚にみなが気づいているというのに、学校教育の現場では、依然としてむき出しの「成果主義」が幅を利かせています。すなわち、ペーパーテストの成績という「成果」がすべてであるというかたちでの「成果主義」が、生徒たちに押しつけられているのです。

この世界は複雑で、どのような能力がどのようなときに必要とされるか、誰にもあらかじめ予想することなどできません。また、はたしてある個人がどの程度の仕事をして、ど

れくらいの成果をあげているのか、その評価を行うことには多大な困難が伴います。大人の世間では、このような世界の実相にもとづいて、むき出しの成果主義は百害あって一利なしと考える健全な意見が案外主流を占めています。

そもそも、世界の本質が偶有的である、という事実を直視したときに、はたして人の能力や成果が数値で測れるものか、その問いに対する答えはいうまでもないでしょう。たとえ数値で表現したときにも、その背後には多くの現実や仮想が偶有的にまとわりついている。そのことを考えただけでも、数値で人を判断することの愚は誰にでも明らかなはずです。

ところが、子供の世界では、相変わらず「成績」や「偏差値」によって子供たちが輪切りにされ、入学試験などの場で選別される事態が起こっています。もちろん、それらの数値をある特定の文脈の下で限定的に使うのならば、それもよいでしょう。その文脈を離れて一人歩きし始めると、多くの災厄がもたらされます。

「成績」や「偏差値」といった概念を、先に議論した「国家」や「自由」といった大文字の概念に置き換えて、その弊害を比較してみれば、これらの概念が個人の中の生命の躍動（エラン・ヴィタール）を封殺していきかねないプロセスが、目に見えるはずです。

たとえ、ペーパーテストという単純な数値による「成果主義」でよいパフォーマンスをあげられないことが「欠点」だとしても、その欠点を生かしてこその個性なのです。ところが、ユニークな生き方を模索するそもその入り口のところで尻込みしてしまっては、せっかくの人生を楽しむ機会を逃してしまいます。

脳の仕組みからいえば、ある視点から見た「欠点」こそが個性であり、その人ならではの創造性につながる可能性もあるのです。そのことは、「欠点」ですら固定したものではなく、偶有的なものであるということを理解すれば、おのずと明らかになるはずです。

成功体験が脳の回路を強くする

人生の本質は、予測不可能性、制御不能性、不確実性にあります。世界との行き交いの体験の中に満ちあふれている偶有性からいかに学び、整理し、かけがえのない自分の生に結びつけるか、ということが誰にとっても切実な問題なのです。

もちろん、そうはいっても、すべてを偶然に任せるというわけにはいきません。三年寝太郎のごとく、セレンディピティを待ってばかりもいられない。そもそも、セレンディピティは、行動しなければ遭遇できないものです。やはり、ある程度の理想、目標を描いて、それに向かってチャレンジしてこそ、生き甲斐のある人生だということになるでしょう。

では、どのようにすれば、不確実性が存在するときでも、それにめげずにチャレンジする勇気をもつことができるのでしょうか？　人生の偶有性の海を前にして、感情の谷の中に萎縮してしまうことなく、えいやっと積極的にその中に飛び込んでいくことができるでしょうか。

脳が働く仕組みからいえば、不確実性を乗り越えてチャレンジする勇気をもつための処方箋は、結局一つしかありません。それは、すなわち、「**成功体験をもつ**」ということです。どんな小さなことでもいいから、うまくいくかどうかわからないことに挑戦して成功する。そのような体験をもつことが重要なのです。偶有性の海の中に飛び込んで、自分の人生にとって価値のある意味をつかみ取った、そのような経験を積み重ねることが大切なのです。

ある大学のキャンパスで、芝生の上を人が歩くときにどのような道を通るかを定期的に写真に撮って観察した実験があります。それによると、芝生ができたばかりの頃はいろいろな経路を通っているのに、やがて多くの人が特定の道を通るようになり、芝生の一部がはげて地面が出てくると、みながその道を通るようになったのです。

私たちの脳の使われ方というのは、この、芝生上に人の通る道ができるプロセスに似ています。一度あるルートが使われ、それでうまくいくか、それほどヒドイ目にも遭わないことがわかると、そのルートが強化されて、次からも同じルートが使われる可能性が高くなるのです。

成功するかどうかわからない、不確実な状況に直面したときに、不安な気持ちを乗り越えてチャレンジし、それが成功するといった体験が一度でもあると、「不確実な状況下でチャレンジする」という脳のルートが強化され、そのような行動が苦労しなくても無意識のうちにとれるようになります。一方、不確実な状況を前にして、尻込みしてチャレンジすることを避けてしまって、それで済んでしまったということがあると、次に似たような状況が訪れたときに、ふたたび挑戦を回避してしまう傾向が強められてしまうのです。

世の中には、確実なことなどほとんどありません。「いま走れば電車に乗り遅れないか、それともゆっくり歩いて次の電車にするか」といった小さな不確実性から、好きな人に話しかけ、デートに誘えるかといった心に深く響く不確実性、さらにはどの学校に進み、どのような職業に就くかという人生を左右する大きな不確実性まで、不確実性を避けていては、人生のほとんどのことはできなくなってしまいかねません。

たとえ、ときに失敗して傷つくことがあるとしても、不確実性を避けずにチャレンジすることなしには、人生の可能性を切り開くことはできないのです。そのことを理屈ではわかっても、なかなか身体が動かないということもあります。結局、成功体験を通して、無意識の脳の回路を強化していくしかないのです。

†コントロール不可能性を認める

とはいっても、最初の一回がとりわけ難しいでしょう。不確実な状況下であえてチャレンジする勇気をもつためには、逆説的ですが、**不確実性の中で行動するときには結果を左右する因子のすべてをコントロールすることは不可能だ、と認識するのが有効です。**

不確実性を前に尻込みしてしまう人は、しばしば自分ですべてをコントロールしたいと考える傾向があります。一方、一見向こう見ずに事態の中に飛び込んでいける人は、すべてを意識的にコントロールすることは不可能であるということを直感的に知っており、それを許容しています。コントロールするのが不可能だということを認めてこそ、人間は不確実な状況に自分を抑制してしまうことなく飛び込み、成功体験から、そして失敗体験からさえも、学ぶことができるようになるのです。

新生児は、自分を包む環境が不確実性に満ちているということ自体を自覚していません。知らずにチャレンジして、ケガをすることもあるが、世界についてゼロから学んでいく。一方、ティーンエージャーの頃に自意識過剰になり、その過程で不確実性を避けるようになってしまうということは、しばしば見られる現象です。世界の中に、自分にはコントロールできない因子があるということを認め、それとうまくつき合うことが、成熟した大人になる条件です。だとすれば、成熟した大人とは、実は不確実性とのつき合い方を知っている人をいう、ということになるのです。

コントロール不能だということを認容するからこそ、大胆になれるというのは、人間の脳が演出した偉大なるパラドックスだということができるでしょう。もともと、世界の中の偶有的な体験からさまざまなことを学んでいく脳内の整理のプロセスは、意識でコントロールすることなどできません。「私」自体が偶有的な存在であり、そこには、外の世界から、そして内側の無意識から、さまざまな影響が串刺しされてきます。

「私」自体がコントロールできないというのに、外の世界との交渉がコントロールできないことを、なぜ恐れる必要があるでしょう。感情の谷を乗り越えるためには、根拠のない自信がどうしても必要です。その根拠のない自信は、いつ崩れるかもわからない「私」という偶有的のシステムの中から、かろうじて生み出されてきたものなのです。

第10章

「脳」整理法ふたたび

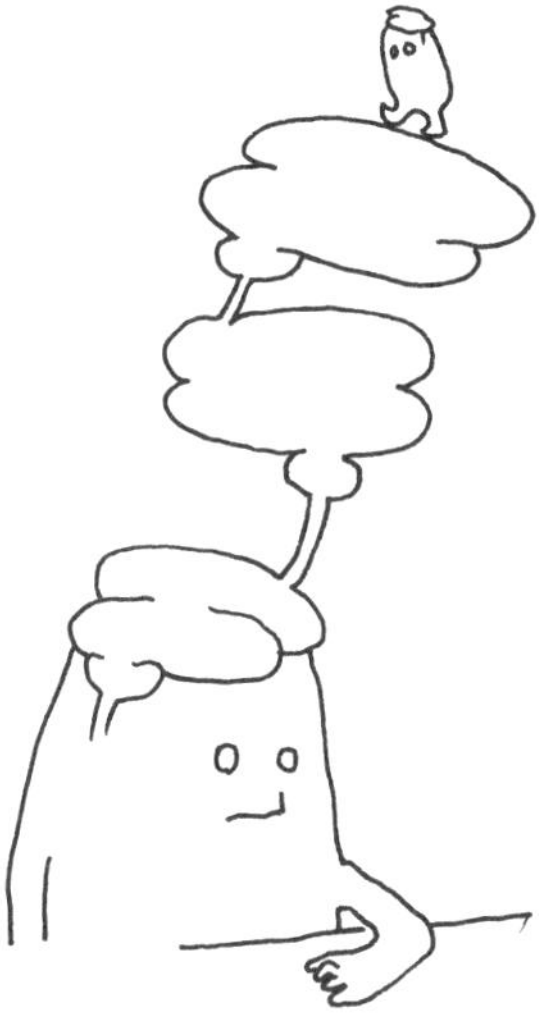

†「整理」の時代

本書では、複雑怪奇な世界を生きていくうえで必要な「世界知」と「生活知」のあり方について、さまざまな角度から考えてきました。

その際、一貫して私の頭の中にあった問題意識は、種々雑多な情報やものにあふれている現代社会においては、何かを無から生み出したり、いままで知られていなかったことを「発見」したりするよりも、むしろすでにあるもの、世の中に存在して流通しているものを「整理」することこそが本来的な命題になっている、ということでした。

これは、すぐれて現代的なテーマであると同時に、気がついてみれば、私たちの脳が長い進化の過程で一貫して取り組んできた課題でもあったのです。

インターネット上にデジタル情報があふれるようになったのは、ごく最近のことです。私たちの脳が、このような情報洪水に対して、うまい対処の仕方を見出しえずにいることは、すでに何回か言及したとおりです。

文明の初期の頃は、人工物は自然の中に置かれた、「稀」なものでした。その頃は、一つ一つの人工物の存在自体が一つの「僥倖《ぎょうこう》」であり、正倉院《しょうそういん》の御物《ぎょぶつ》のようにかけがえのないものであり、それこそ頬ずりしたくなるような人間存在の「証し」だったに違いありません。

文明が発達し、人工物の「生態系」が高度なものになるにつれて、人工物の世界は、個々のものの存在の重さに寄りかかるというよりは、むしろ多数のサンプルの存在を前提にした整理、選択の時代にシフトしてきました。「マニア」や「オタク」といった人間類型は、そのような人工物の生態系の高度化なしにはありえないことです。「整理」が、すぐれて現代的な命題であるゆえんです。

†生き延びるための「整理」

もっとも、整理、選択こそが本質的な問題になるという事態は、人工物の世界の中でこそ新しいことであっても、自然の中ではとっくに起こっていたことでもあります。

熱帯のジャングルに出かけたり、日本でも、年月を経て成熟した里山の自然の中に立ってみればわかりますが、豊かな自然の生態系の中には、本当に多くの生命が息づいています。見上げるような大木から、足元の草、水の中を泳ぐ魚、空を舞う昆虫、木陰で鳴く鳥。もともと、自然の中にはさまざまなものがあふれています。それらのいわば「森羅万象」**をいかに整理し、選択していくかということが、自然の中で進化してきた私たちの祖先の脳にとっての大命題だったのです。**

「食べられるもの」と「食べられないもの」を分類することは、命にかかわる「整理」でした。たとえ最終的には食べられるものでも、渋柿を干して甘くしたり、あるいはもともとは毒のある青梅を梅干しにしたりというように、どのような時期に、どのような加工を加えれば食べることができるのか、そのような実践的な知識を身につけることも「整理」の始まりでした。

「ナマコ」や「ウニ」を最初に食べた人は偉い、などといいます。しばしば襲う飢餓《きが》の中で、それこそ命がけ、身体を張って何が食べられ、食べられないのかという知識を「獲得」してきた私たちの祖先にしてみれば、ウニやナマコを食べることは、伊達《だて》や酔狂《すいきょう》でできる「整理」ではなかったでしょう。

　食べられると思っていた食物が、ある時期だけ毒をもっていたり、近縁の毒をもった種である可能性もあります。**半ば予想がつくが、半ばは何が起こるかわからないという偶有性に満ちた世界での「整理」は、しばしば身体を張った、命がけのものだったのです。**

　食べられるものと食べられないものを整理すること。そのこと一点をとってみても、私たち人間の脳を長い間育んできた自然の中での「整理」が、本来、生命の躍動（エラン・ヴィタール）と結びついた行為であったことが納得されるはずです。

†「生活知」から分離した「世界知」

大量のデジタル情報の「整理」は、すぐれて現代的な課題です。「アーカイヴ」や「検索エンジン」といった、大量の情報をアルゴリズムによって高速に整理するテクノロジーが開発されています。これらの情報の整理においては、単純作業を高速でくり返すことのできるコンピュータの特徴が駆使されて、すでに驚くべき成果があがりつつあります。

一方、人間の脳における「整理」は、決して単なる乾いたビットの操作ではありません。人間の脳における「整理」は、必ず、その人の生命の躍動（エラン・ヴィタール）と結びついているはずのものなのです。

そもそも、人間が生きる中でさまざまなものを「整理」するということを、その起源において考えると、そこには、「世界知」と「生活知」が未分化のかたちで含まれていたことがわかります。

自然の中で有用なものとそうではないものを振り分けてきた、私たちの祖先の「整理」の仕草においては、いかに生きるかという「生活知」と、世界がどのようなものであるかという「世界知」の間の区別は、それほど明確なものではありませんでした。

あそこの森にこの季節に行けば、キノコがある、そのキノコは、ひょっとしたら食べられないかもしれないけれども（偶有性）、いままでの経験に照らせば食べられる。このような「整理」の方法は、まさにいかに生きるかという「生活知」に結びついています。たとえ、身の回りの植物を「分類」する場合でも、それは決して、世界はこうなっているという純粋な「世界知」ではありませんでした。後に植物学者のリンネが整えた命名法ほどの「世界知」としての体系性こそなかったにせよ、むしろ、「生活知」と「世界知」が未分化のまま結びついていることにこそ、かつての人類の知恵の本質があったのです。

科学は、「生活知」から「世界知」を切り離すことで進展してきました。一人称の「個」としてこの世界に生きるという「知」のあり方から、「個」を離れて世界を客観的、ありのままに見るという「知」のあり方を分離することで科学は成り立ったのです。もちろん、それは決して「知」の堕落などではなく、科学のおかげで、人間は「私」の立場を遠く離れた広い世界を正確に見ることができるようになったのです。

科学が骨組みを与える「世界知」は、自分自身の利害や立場を離れて、ディタッチメント（認知的距離）を経由した「冷たい知」でなければなりません。自分が生きるという文脈をいったん離れて世界を見なければ、科学の最良の部分に到達することはできないのです。

一方、「生活知」は、自分という一個の生命体が置かれた一人称の文脈を引き受けるということからしか生まれてきません。それは、自分の感情の波や、切ない思いや、不安や、希望や、心臓の鼓動を反映した、「熱い知」にならざるをえません。**何よりも重要なことに、「冷たい知」である科学が発達した現代においても、「熱い知」に支えられるべき人間の生命の儚さ、輝き、悩みの由来するところは、変わっていないのです。**

生きていくうえで必要な「熱い知」である「生活知」と、世界をありのままに見るための「冷たい知」である「世界知」。この二つの間に、どのように補助線を引き続けるか、ということが、現代における「脳」整理法の中核的な課題になっています。そして、この課題は、科学者や思想家だけでなく、科学に支えられつつ切ない生を生きる、すべての生活者にとって切実な問題にならざるをえないのです。

†「世界知」を「生活知」に引き寄せる

ディタッチメントを経由した、世界をありのままに見るための「世界知」。一方、自分というかけがえのない存在が生きるということと結びついた「生活知」。

この二つを結びつけることは、大変重要なことですが、その一方で、それがなかなか容易ならざる命題であることはいうまでもありません。

山路を登りながら、こう考えた。

智に働けば角が立つ。情に棹させば流される。意地を通せば窮屈だ。とかくに人の世は住みにくい。


夏目《なつめ》漱石《そうせき》の小説『草枕《くさまくら》』の冒頭の有名な一節です。

「情」を大切にする人にとっては、「智」を前面に押し出す人は、冷たく感じられます。まさに、「角が立つ」場面もあります。

しかしだからといって、「智」を忘れ、「情」だけに棹していればそれで済むのかといえば、それほど単純ではありません。まさに情に流されてしまって、流れ着いたところは気がついてみれば地獄だった、というようなことにもなりかねません。

ここでの「情」と「智」は、ほぼそのまま「生活知」、「世界知」と読み替えることができるでしょう。

第1章で、ある人が何歳まで生きる確率が何パーセントであるという統計的真実は、保険会社にとっては意味があるが、個人にとっては一〇〇パーセント生きているか一〇〇パーセント死んでいるかのどちらかであって、六〇パーセント生きているが、四〇パーセントは死んでいるという状態はないと書きました。科学的な「世界知」が拠《よ》って立ってきた統計的真実と、一人の人間という「個」にとっての一人称の真実の間の乖離が問題になっているわけですが、もちろん、そこで、保険会社のやり方を揶揄したかったわけではありません。

むしろ、保険会社は統計的真実をプロフェッショナルに追究してもらわなければ、困ります。たとえ、一人ひとりの生死は予想できないのが世の常だとはいえ、たくさんの人を集めてきて、大きな母集団をつくれば、そこにはある程度確実な傾向が現れます。その確実な傾向を厳密なる方程式で表現し、保険料率を決め、運用し、いざというときには保険料を支払うことで、たくさんの人が安心を得ていることも事実なのです。

たとえ、そこでとらえられているものが、私たちの人生にとって最も切実な「偶有性」ではなく、単なる「確率」にすぎないとしても、そして、かけがえのない一つ一つの人生が「確率」の数字に置き換えられてしまうことに違和感を抱くとしても、それはそれで、統計的真理が私たちの生活を支えてくれていることも事実なのです。

人類の歴史を見ると、世界を自分の立場を離れてクールに見る「世界知」を忘れ、個人の体験に根ざした「生活知」に没入することは、きわめて危険なことだということを示す悲劇に事欠きません。「認知的距離」を大切にし、客観的なデータに語らせようとする科学的精神を大切にしないことには、大きな危険が伴います。

昨今、日本では「科学離れ」が喧伝されていますが、世界の大きな流れを見れば、日本人は、「世界知」の骨組みを揺るがせる「科学離れ」を放置している場合ではないのです。

†「偶有的」だからこそ人間は美しい

いうまでもなく、私たちは、自分自身や自分の大切な人の生に対して、保険会社のようには接することはできません。事象の数を母集団で割った数字＝確率だけではとらえきれない人生の偶有性を、私たちは確かに知っています。そして、その偶有性の海から、たくさんの恵みを受けつつ日々を暮らしています。

私たちの生の輝きの本質は、決して確率などにはなく、「かけがえのないこの私」に寄り添った偶有性の中にしかないことは事実です。偶有性を理論的に扱うことが、現時点でいかに困難なことであるかということは、本書で議論したとおりです。しかし、その狭い針の穴を抜けないと、人類にとって切実なさまざまの問題について、本質的思考ができないことも事実なのです。

それは、**私たちの生命の本質にかかわる問題**です。それはまた、**物質である脳からクオリアに満ちた意識が生み出されることの掛け値なしの不思議にかかわる問題**です。そして、それは、**理由もわからずこの世に生を受け、さまざまな歓びや哀しみを体験しながら、や**

がて死んでいく運命にある、私たちの生の割り切れなさにかかわる問題です。

ここまで、「脳」の働きについての考え方を整理しながら、同時に、私たちの「脳」が世界についての知をどのようにして整理しているのかを見てきました。私たち人類は好奇心に満ちあふれ、つねにフロンティアを探し続けずにはいられない種です。科学文明が爛熟期を迎えたいま、人類はどのような偶有性の海の中に飛び込もうとしているのでしょう。

ディタッチメントという道具を得たとき、科学者は、「世界知」を「生活知」から切り離すことに成功しました。この分離がなければ、ロケットも原子力発電もなかったでしょう。「世界知」の「生活知」からの分離が、人類に多くの恵みをもたらしたのは事実です。

その一方で、人間にとって切実ないくつかの問題が、科学的「世界知」の中からこぼれ落ちる事態も生じました。とりわけ、統計的真理ではとらえきれない、かけがえのない一人ひとりの生の切なさ、割り切れなさ、そしてそこに立ち現れる「他者」の消息。これらの「生活知」にとって切実な問題を前にして、科学的「世界知」は無力でした。

歴史の舞台は回り、「世界知」と「生活知」をふたたび統合する道筋が見えてきています。私たちの脳が、世界をいかに認識し、行動に反映しているか、そのプロセスに含まれる「偶有性」の処理の仕方に、大きなヒントがありそうです。

二つの「知」が統合されるのは残念ながらまだまだ先のことになりそうですが、**「偶有**

性」を手がかりに人間について考えるだけでも、自分の、そして世界にあふれる他者の生命の輝きが増して感じられることだけは、確かなのです。

あとがき

本書は構想の段階では、脳の使い方についてのノウハウ本になる予定でした。それが、筑摩書房の増田健史さんと話しているうちに、いつの間にかこのようなかたちになりました。もちろん、現代をよりよく生きるために脳をどう使いこなすべきかについての処方箋も随所で示したつもりですが、主要なテーマとしては、最近の脳科学において最も重要な概念の一つになりつつある、偶有性（contingency）をめぐり考察しています。

偶有性は、「神経経済学」（neuroeconomics）のような、脳の感情のシステムの働きにかかわる近年の研究動向とも絡んで、関心が高まっているところです。偶有性を通して、人間という存在を見直してみると、いままで感じられなかった輝きがそこにあるように思います。

本を書くことの歓びの一つは、大切な問題について、ゆっくりと考え、自分の思考を進めることができる点にあります。その結果を、読者の皆さんと少しでも共有できれば、これに勝る歓びはありません。

時代の転換点に、人間が生きていくうえでの切実な問題について考え、本にまとめる機会を与えてくれるばかりでなく、本書がこのようなかたちになるに当たって多くの影響を及ぼした増田健史さんに、ここに心からの感謝を捧げます。

茂木健一郎

二〇〇五年夏

ちくま新書
557

「脳《のう》」整理《せいり》法《ほう》

二〇〇五年九月一〇日　第一刷発行
二〇〇九年一月二〇日　第一五刷発行

著　者　茂木健一郎（もぎ・けんいちろう）
発行者　菊池明郎
発行所　株式会社　筑摩書房
東京都台東区蔵前二-五-三　郵便番号一一一-八七五五
振替〇〇一六〇-八-四一二三
装幀者　間村俊一
印刷・製本　三松堂印刷　株式会社
乱丁・落丁本の場合は、左記宛に御送付下さい。
送料小社負担でお取り替えいたします。
ご注文・お問い合わせも左記へお願いいたします。
〒三三一-八五〇七　さいたま市北区櫛引町二-六〇四
筑摩書房サービスセンター
電話〇四八-六五一-〇〇五三

ISBN4-480-06262-9 C0245

377 人はなぜ「美しい」がわかるのか　橋本治
「美しい」とはどういう心の働きなのか？「合理性」や「カッコよさ」とはどう違うのか？　日本の古典や美術に造詣の深い、活字の鉄人による「美」をめぐる人生論。

382 戦争倫理学　加藤尚武
戦争をするのは人間の本能なのか？　絶対反対を唱えれば何とかなるのか？　報復戦争、憲法九条、カントなどを取り上げ重要論点を総整理。戦争抑止への道を探る！

391 「心」はあるのか——シリーズ・人間学①　橋爪大三郎
「心」の存在が疑われることは、あまりない。が、本当に「心」は存在するのだろうか？　この問題を徹底検証し、私たちの常識を覆す。スリリングな社会学の試みだ。

393 現象学は〈思考の原理〉である——シリーズ・人間学③　竹田青嗣
人間とは何か、社会とは何か。現象学はこの問いを根本から解明する思考の原理だ！　現象学の方法から言語、身体までその本質を論じ、現象学の可能性を指し示す。

395 「こころ」の本質とは何か——統合失調症・自閉症・不登校のふしぎ　シリーズ・人間学⑤　滝川一廣
統合失調症、自閉症、不登校——。これら三つの「こころ」の姿に光を当て、「個的」でありながら「共同的」でもある「こころ」の本質に迫る、精神医学の試み。

432 「不自由」論——「何でも自己決定」の限界　仲正昌樹
「人間は自由だ」という考えが暴走したとき、ナチズムやマイノリティ問題が生まれる——。逆説に満ちたこの問題を解きほぐし、21世紀のあるべき倫理を探究する。

469 公共哲学とは何か　山脇直司
滅私奉公の世に逆戻りすることなく私たちの社会に公共性を取り戻すことは可能か？　個人を活かしながら公共性を開花させる道筋を根源から問う知の実践への招待。